신비로운 인체,
건강의 답은 효소에 있다.

신비로운 인체,

건강의 답은 효소에 있다.

한 울

여 는 글

자연의 섭리에 따라 사는 것이 건강의 답이다.

신체를 정화하는 일은 분명히 한번 해볼 만한 가치가 있는 일이다. 유제품, 인스턴트식품, 가공식품, 육류, 식품첨가물이 많이 들어간 음식은 몸을 산성화 시키고, 속쓰림이나 소화불량을 일으킨다. 이러한 음식에는 스트레스와 독소를 제거하는데 도움이 되는 필수영양소와 우리 몸에 수 만 가지의 일을 하여 생명을 유지하게 하는 효소 성분은 존재하지 않는다.

무엇을 섭취해야 하는지 지금까지 수많은 이론들이 나와 있고, 새로운 이론들이 나오고 있는데, 너무 어렵게 접근하고 있다. 그리 어려울 것이 없다. 야생동물들이 먹는 것처럼 섭취하면 큰 문제가 발생되지 않는다. 사람도 마찬가지이지만 자연의 섭리에 따르는 방식을 잃어버렸기 때문이다.

기업이 장수하는 것이나 사람이 건강하게 장수하기 위해서는 기본에 충실하여야 한다. 건강하게 장수하기 위한 기본원칙 첫번째는 초식이다. 사람은 잡식이라고 생각하는 사람들이 많은데 초식에 기본을 두고 다른 음식은 조금씩 섭취했을 경우에는 크게 문제되지 않는다. 두 번째 기본원칙은 체온유지이다. 36.5도가 유지되도록 하여야 한다. 그렇기 위해서는 장을 깨끗하게 하고 따뜻한 성질을 가지고 있는 음식을 먼저 섭취하여 배를 따뜻하게 해야 한다. 세 번째 우리 몸의 기본뿌리는 장이다. 장에 문제가 생기면 모든 부분에 이상증상이 나타나게 된다. 장을 따뜻하게 하고 깨끗하게 유지될 수 있도록 해야 한다. 그럼으로 체온이 유지되고 면역력이 증가하여 건강한 삶을 살 수 있는 것이다.

짧은 소견이지만 이 책을 통하여 많은 분들이 새로이 건강을 되찾을 수 있기를 간절히 바라며 건강한 삶을 살아가는데 조금이나마 도움이 되었으면 하는 바램입니다.

겸손한 마음과 사랑하는 마음, 섬기며 베푸는 삶을 살기를 원하며

2012년 3월

김 동 하

차 례

PART 1

경이로운 인체와 효소

생명

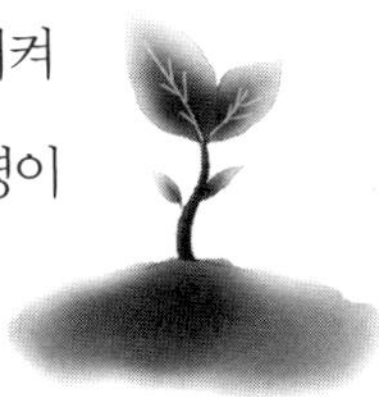

외부에서 들어오는 영양분을 흡수하여 에너지로 변화시켜 또 다른 생명체를 탄생시킬 수 있는 것이 가장 단순한 생명이라 할 수 있다.

생명은 3가지 요소로 이루어지는데, 생명의 설계도인 정보 분자가 필요하며, 똑같은 것을 복제를 하거나 에너지를 활용하여 다양한 화학반응을 진행시키는 장치로 작용하는 효소가 필요하다. 이들을 둘러싸는 막이 중요한데, 막은 정보 분자나 효소, 흡수한 영양분이 흘러나가지 못하도록 하는 중요한 역할을 한다.

인체를 구성하고 있는 세포는 끊임없이 낡은 것은 분해되고 새로운 것이 만들어짐으로써 생명이 유지되고 있다. 이렇게 끊임없이 생명의 재탄생 작업은 모두 효소의 활동에 의해 행해진다.

우리가 음식물로 섭취한 '탄수화물'은 위장 내에서 소화되어 포도당으로 변화되어야 세포 내로 들어갈 수 있다. 이렇게 하여 세포 내에 들어온 포도당이 에너지가 되기까지는 19종류 이상의 효소가 필요하다. 또 간장은 인체에 필요한 단백질을 소화 시키는 중에 발생한 암모니아를 요소로 바꾸어 신장을 통해 체외로 배출한다.

인체에 해가 되는 암모니아를 요소로 만드는 데도 13종류 이상의 효소의 활동에 의해 이루어진다.

① 원시적인 생명(세포)이 물속을 떠다니고 있는데, 이 생명은 자신의 설계도인 정보 분자, 다양한 작업을 수행하는 효소, 이들을 덮는 막, 이 3가지 요소로 이루어져 있는데 현재의 생명에는 정보 분자는 DNA, 효소는 단백질, 물에 녹지 않는 지질의 분자로 된 막에 해당한다.

② 세포는 물속의 영양분을 받아들이고, 효소로 분해해서 에너지를 얻는다.

③ 흡수한 에너지를 사용하여 정보 분자, 효소, 막을 만들고 분열하는데, 이 과정에서 정보 분자의 일부가 잘못 복제되는 것이 돌연변이 이다. 이러한 잘못 복제된 정보 분자들로 돌연변이가 일어나면 다른 특징을 가진 생물이 된다.

간 – 인체의 다목적 화학공장

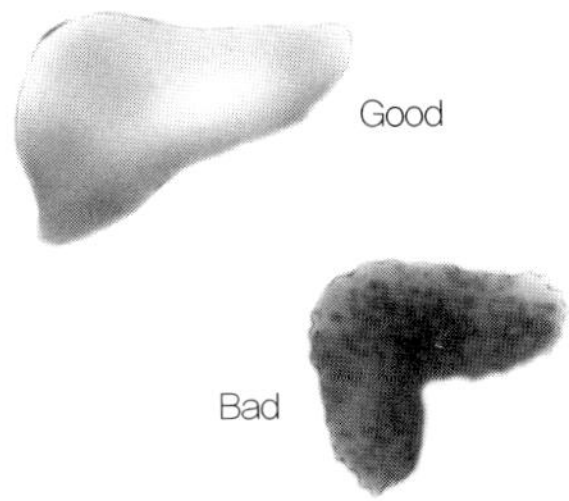

간은 성인의 경우 1.5Kg으로 가장 큰 기관이며, 혈액을 저장하는 장기이다. 간에 공급되는 혈액은 1분에 1~1.8리터정도이다. 또한 인체 내에서 500가지 이상의 화학 반응을 하고 있는 복잡하고 다양한 기능을 가지고 있다.

간에서는 1종류뿐인 세포가 3가지의 역할을 한다. 중요한 기능 중에 하나는 소화에 필요한 담즙과 화학물질을 배출하는 기능으로 당, 지방, 단백질 영양소의 대사와 저장의 기능이다. 장에서 흡수된 당은 문맥을 통하여 간으로 운반되어, 에너지원으로 이용되는 포도당으로 분해되고, 여분의 포도당은 저장하기 용이한 글리코겐의 분자로 바꾸고, 저장된 글리코겐은 우리 몸이 에너지를 필요로 할 때 다시 포도당으로 바꾸어 혈액 속으로 방출한다. 60조~100조 개의 세포에 안정적으로 에너지를 공급하는 역할을 수행한다. 각종 영양소를 분해하고 생합성하며, 당장 필요치 않은 영양소를 저장하는 저장고의 기능과 인체에 해로운 물질을 처리하는 해독기능이다.

또 하나는 지질대사 작용이다. 지방산이나 콜레스테롤을 합성, 분해하고, 지질을 수용화 하여 혈액 속으로 방출하는 작용이다.

단백질 대사기능을 담당하기도 한다. 혈액 속의 단백질을 합성, 필수아미노산으로부터 비필수 아미노산의 합성을 담당한다. 고단백질의 음식을 섭취하지 않더라고 콜레스테롤 수치가 상승하는 사람이 있는데 이는 스트레스로 인해 체내 활성산소가 많이 발생하게 되는데, 활성산소는 동맥 혈관벽을 손상시키므로 이를 방어하기 위해 콜레스테롤을 합성하게 된다. 그러므로 콜레스테롤 수치가 올라가게 되는 것이다. 이러한 고단백질의 음식을 다량 섭취하게 되면 간에서의 효소의 합성이 많이 일어나게 되어 간 기능이 저하하게 되는데, 이로 인해 단백질분해효소의 작용이 제대로 되지 않아 불면증, 우울증, 골다공증, 감정의 기복이 심화되는 등의 증상이 나타난다.

해독작용을 하는 중요한 역할을 수행하는데 효소군 사이토크롬P450 등으로 독소, 약물, 알콜 등을 해독하는 기능을 하며, 비타민을 저장, 담즙의 합성과 분비, 순환 혈액량의 조절 등의 중요한 기능을 한다.

간세포 – 쿠퍼세포

쿠퍼세포는 장으로부터 침입한 병원체가 심장으로부터 온몸으로 이동하기 전에 간에서 잡아 공격하여 몸에 이상이 발생하지 않게 하고, 120일을 살고 죽은 적혈구를 처리하여 담즙을 만들어 내는 작용을 한다.

간에 문제가 나타나면 대표적으로 나타나는 증상이 황달인데 이는 담즙에 포함된 빌리루빈의 색소가 간기능 장애로 혈액 속에 늘어나기 때문에 나타나는 증상이다.

간에서는 약1000여종의 효소를 합성시키는데, 이 효소의 합성이 제대로 이루어져야 건강한 상태의 간을 유지할 수 있다. 그러므로 효소가 들어 있지 않는 음식의 섭취를 줄이고 효소가 풍부한 음식의 섭취를 해야 하는데 간에서 합성되는 효소가 많이 들어있는 음식은 양배추, 고추냉이, 브로콜리 등이다.

~ **모든 독소를 무독화 하는 해독효소** : P450

현대사회는 온갖 화학물질들이 많고, 음식에도 화학성분으로 만들어진 것들이 너무 많이 존재하고 이를 섭취함으로써 체내 독소가 많이 축적되어 세포 손상이 많이 일어나 질병의 발생이 증가하게 된다. 이러한 화학성분의 식품첨가물, 여러 독소로 작용하는 것들의 독성을 없애는 해독효소가 간에 존재하는데 이것이 사이토크롬P450 이라는 효소군이다.

체내에 존재하는 유해 물질에 P450효소를 부착시켜 녹여 체외로 배출될 수 있도록 변화시켜 용이하게 배출되도록 하는 작용을 한다. 체내에는 약 70종류의 P450해독효소를 가지고 있다. 일반적으로 효소는 1:1화학반응만을 하지만 P450은 많은 물질에 작용하므로 새로운 독소가 체내에 들어와도 해독 시킬 수 있는 기능을 가지고 있다.

심장 – 하루 10만 번 생명펌프

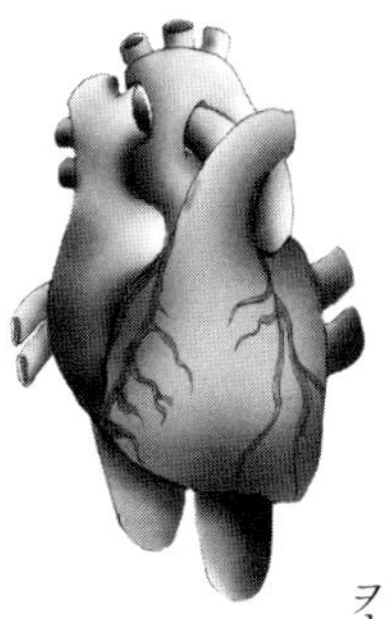

몸이 필요로 하는 물질을 몸의 구석구석까지 운반하는 조직이 필수적인데 이 수송망은 전장 12만㎞나 되는 동맥 정맥, 모세혈관 등 수송의 주역은 혈액이며 혈액의 흐름을 관할하는 곳은 심장이다. 심장의 펌프작용은 성인의 경우 하루에 5리터의 혈액을 1천회 이상 순환을 시킨다. 심장은 몸의 정중선에서 약간 왼쪽으로 치우쳐있고, 무게는 성인의 경우 약300g, 길이는 12~15㎝, 폭은 약9㎝로 수축했을 경우 자기의 주먹만 한 크기이다.

심장박동은 안정된 상태에서 분당60~70회 이며 하루 평균 약10만 번, 70세까지 26억 번 박동으로 시간당 에너지 생산량은 약6천cal, 70년 동안 심장에서 품어내는 힘을 계산하면 30톤짜리 바위를 에베레스트산 정상까지 들어 올릴 수 있는 힘과 같다.

심장의 근육인 심근은 흥분하는 능력을 갖고 자발적으로 율동성 수축을 한다. 심장박동의 규칙성도 심장의 특수근의 역할과 심장을 싸고 있는 전장 약9만6천㎞정도 되는 혈관에 의한 에너지 공급 때문이다.

신장 – 체내의 유용물질을 재흡수해서 재활용하는 중요한 역할을 담당

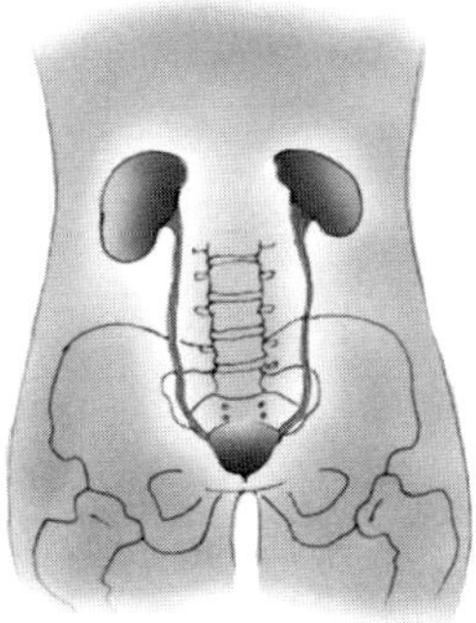

신장은 크기는 길이 10cm, 폭5cm, 두께3cm정도이고 무게는 양쪽 합쳐서 약200g정도로 복잡한 구조를 가지고 있다. 세포활동의 결과로 발생된 노폐물을 혈액으로부터 걸러내어 소변으로 분리하는 작용을 하고 있다. 우리 몸은 하루에 약170리터 정도의 원뇨를 만들어내는데 보우만낭(이 신소체는 지름 0.1~0.2mm 정도의 크기이며 1개의 신장 속에 약 1백만~1백50만개가 있으며 이것을 형성하는 모세혈관의 길이를 연결하면 약80km가 된다)에 모인 여과액은 다시 근위세뇨관으로 들어가서 헨르환을 지나 원위세뇨관으로 오는 도중에 이를 둘러싼 모세혈관과 접촉하면서 신장에서 이 원뇨의 99%이상을 재흡수 시키는데 여과된 원뇨중 유용한 당분이나 아미노산 등은 대부분 요세관에서 재흡수 된다. 염분이나 칼슘, 수분 등은 호르몬에 의해 흡수량이 적당하게 조절된다. 신장에는 자동적으로 사구체에서 여과량을 조절하는 피드백시스템이 존재한다. 재 흡수된 수분의 대부분은 근위세뇨관에서 일어나지만 필요에 따라 원위세뇨관과 수집관에서도 일어난다. 이는 뇌하수체에서 분비되는 항이뇨호르몬(ADH)에 의해 조절된다. 혈액 내 수분 함량이 떨어지면 이 호르몬이 분비되어 재흡수를 촉진시켜 소변의 양이 줄어들게 하고 혈액의 수분 함량이 많으면 ADH 분비가 저하되어 수분이 소변으로 나가도록 조절한다. 이로 인해 하루에 신장에서 만들어지는 소변의 양은 약1~1.5리터 정도뿐이다. 이와 같이 신장은 불필요한 것들을 소변으로 배출하는 중요한 기능을 수행하고 있다.

신장은 불필요한 물질을 제거하는 것 뿐 만아니라 혈액속의 과잉 성분을 제거한다. 혈당이 과하게 높으면 모두 소변으로 배출된다. 삼투압 조절로 일정한 수준의 염분 농도를 유지하고 혈액의 산도(pH)를 조절하여 혈액 내의 노폐물을 제거, 일정 양의 혈액을 유지함으로 인체의 항상성 유지에 중요한 역할을 담당한다. 이러한 기능을 제대로 수행하지 못하여 신부전증이 발생하게 되면 체내에 독소와 노폐물이 축적되어 건강에 문제가 발생될 수 있다. 이렇게 신장 기능의 저하로 혈액투석을 하는 경우나 복막투석을 하여 다시 체내로 혈액을 넣어주는 것을 1주일에 수차례 하는 경우가 있는데 신장세포괴사가 일어나지 않고 세포부활이 원활하게 될 수 있는 식생활습관의 개선이 중요하다.

부신과 효소

부신 피질과 효소

부신 피질은 효소의 도움에 의해 콜레스테롤과 비타민C 등을 재료로 약 50종의 스테로이드계 호르몬을 만든다. 이들 호르몬은 신장에서 전해질인 나트륨과 칼륨을 조절하고 체내에 식염이 부족한 경우 이들 호르몬을 분비하여 체내의 조절을 도모한다. 또 호르몬은 효소가 당질과 단백질, 지방을 분해 합성할 경우에도 협력하는 아주 중요한 호르몬이다.

호르몬은 자기 역할이 끝나면 간장에서 효소에 의해 분해되어 소변과 함께 배설된다. 호르몬을 만드는 데도 효소가 필요하고 호르몬의 임무가 끝나면 분해하는 것도 효소이니 효소가 없으면 생명은 끝나는 것이다.

부신 수질과 효소

부신 수질도 효소의 작용에 의해 주로 아미노산을 재료로 하여 아드레날린과 노르아드레날린 그리고 도파민 등을 만든다.

췌장 – 소화작용의 중요한 역할을 담당

췌장의 작용은 소화액 생성과 혈당을 조절하는 장기이다. 길이 약15cm, 폭 약3~5cm, 두께 약2cm, 무게는 약60g이다.

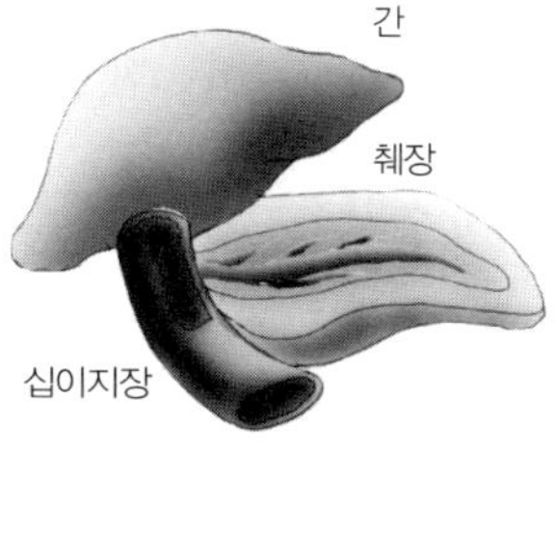

췌장의 기능은 산성화된 음식물을 중화시키고, 소장에서 단백질, 지방, 탄수화물을 소화시킬 수 있도록 각종 효소를 분비하는 작용을 한다. 췌액에 함유되어 있는 각종 효소의 조성이 음식

물의 성질에 따라 달라진다. 또하나의 기능은 당대사에 관여하는 인슐린과 글루카곤 호르몬을 분비한다. 인슐린은 포도당 사용을 촉진시키고 간장에서는 포도당 생성을 억제시킴으로써 혈액내 혈당치를 내리는 역할을 한다.

위를 제거하더라도 췌장액이 위액의 작용을 대신할 수 있다. 음식을 섭취하게 되면 췌장에서 십이지장으로 췌장액을 분비하게 되는데 이 췌장액의 운반통로가 막히게 되어 췌장액은 췌장 자체를 소화해 버리는 문제가 발생하게 되는데 이것이 급성췌장염이다.

하지만 췌장액이 췌장자체를 소화시키면 어떻게 될까 걱정이 있을 수 있다. 그러나 걱정은 하지 않아도 된다. 우리 인체는 아주 정교한 시스템으로 되어 있다. 췌액은 위액이나 침이 없어도 이를 보충할 정도의 강력한 소화효소이지만 췌장자체를 소화하지는 않는다. 췌장액에 포함된 소화효소의 대부분이 십이지장에 도달하기까지는 활성하지 않기 때문이다.

췌장에서 분비되는 단백질 분해 효소인 트립신은 췌장 안에서는 전구체인 트립시노겐의 형태로 존재하여 불활성 상태이며, 십이지장에서 분비되는 물질에 의해 활성화되어 트립신이 된다.

췌장은 혈액중의 포도당 농도를 조절하는 중요한 역할을 하는데, 혈액중의 당분은 모든 세포의 에너지원이므로 부족하게 되면 문제가 발생되는데 혈당수치가 정상보다 1/4정도로 줄어들게 되면 뇌는 큰 타격을 입어 혼수상태에 빠지게 된다. 하지만 반대로 혈당수치가 높아지면 혈관이나 신경이 손상을 입게 되므로 혈당조절이 필요하다. 이런 혈당을 낮추는 인슐린이나 혈당을 높이는 글루카곤 등의 호르몬을 분비하여 혈당을 적절하게 유지한다.

인슐린의 작용이 방해받아 혈당치가 높아가게 되면 췌장에 무리가 가게 되어 당뇨병이 발생되게 되는데, 당뇨병은 당뇨자체의 문제뿐만 아니라 합병증에 더욱 큰 영향을 미치므로 당뇨가 발생되지 않도록 식생활습관의 변화가 절실히 필요하다. 당뇨병의 예방과 치유를 위해서는 절대적으로 밀가루음식이나 인스턴트식품, 가공식품의 섭취를 줄이고 효소가 많이 들어있는 야채 과일 위주의 식생활습관으로 전환이 필요하고, 이러한 음식습관의 변화가 어렵기도 하고 야채 과일에 함유된 영양이나 효소의 양이 절대적으로 부족한 시대에 살고 있기 때문에 제품화된 효소의 섭취로 문제를 예방하고 치유될 수 있도록 해야 한다.

폐 – 생명유지의 중요한 역할인 호흡을 담당

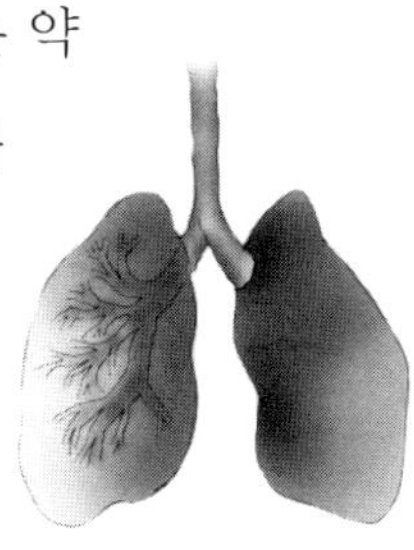

폐는 좌우 한 쌍으로 갈비뼈 안쪽에 위치하며 길이는 약 25cm, 무게는 약1kg 정도이며, 호흡을 가능하게 하는 장기이며 피부와 기를 주관한다. 피부의 윤택함은 폐 기능의 상태를 파악할 수 있는 척도이다. 폐에는 약 3억 개의 폐포가 있으며, 폐포는 약0.1~0.3mm의 작은 주머

니로 되어 있으며, 폐포의 벽에는 모세혈관이 있어 산소를 얻고 이산화탄소를 배출한다. 폐포의 면적은 몸 전체 표면적의 20~30배가 되는데 이는 약 20평 정도의 면적에 해당한다. 흡입되는 공기와 혈액을 가르고 있는 벽의 두께는 1/5000mm정도인데 이 부분이 몸속과 몸 밖의 경계이다. 이 벽을 통해 산소가 유입되고 이산화탄소가 배출되는 것이다.

정상적인 호흡을 할 경우 1분에 약15~18회 호흡을 하며, 1회에 호흡용량은 약500cc정도이다. 호흡하는 중에 먼지나 세균, 바이러스, 이물질 등이 들어가게 되면, 기관에는 점액을 분비하는 세포와 표면에 가늘고 긴 돌기인 섬모가 있는데 이 섬모(길이5~10μm, 지름0.2μm)가 일제히 같은 방향으로 움직여 먼지나 세균 등의 이물질을 분비된 점액과 더불어 입으로 다시 내보낸다. 이러한 이물질이 들어 있는 점액(배세포에서 점액을 분비)이 가래가 되어 나오게 되는 것이다.

폐의 표면은 밝은 핑크빛을 띠다가 나이가 들어갈수록 색깔이 변하고 검은 점들이 발생되는데 특히 담배를 많이 피우는 사람은 시커멓게 변한다. 폐는 건조한 것을 싫어하는 장기 이므로 따뜻한 물을 조금씩 자주 섭취하여 폐가 건조해지지 않게 해야 하며 폐 기능을 향상시키기 위해서는 매운맛이 나는 것을 섭취하는 것이 좋다. 생강, 계피, 무, 배, 수정과 등은 폐의 기능을 향상시키는데 도움이 된다. 폐와 관련된 질환이 있는 사람들은 발효식품을 많이 섭취하여 폐의 독소와 노폐물을 제거하고 폐 세포가 정상적으로 부활될 수 있도록 하여야한다.

소화기관

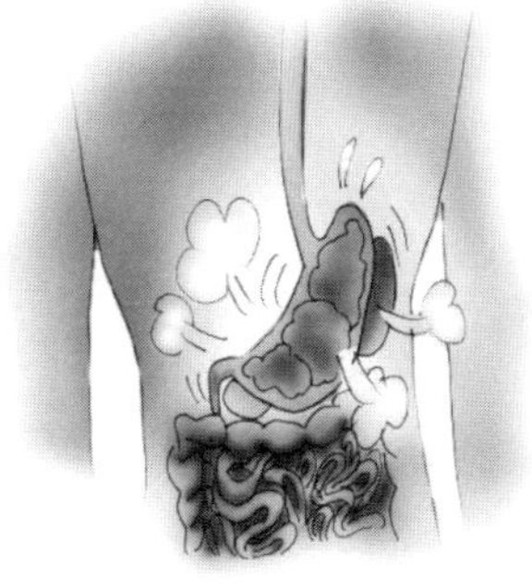

섭취한 음식의 영양소를 저장, 소화, 흡수하는 작용을 하는 기관을 말한다. 입, 식도, 위, 간, 담낭, 췌장 등을 소화기관이라 한다.

음식물은 입에서 침(침은 pH6.4~6.8의 약산성으로 대부분이 물이고 염류와 점액성 단백질인 뮤신 및 전분을 분해하는 프티알린이라는 소화효소를 포함한다. 또한 침 속에는 항체와 남성호르몬, 여자는 프로게스테론의 여성호르몬이 함유되어 있다)과 섞여 분해되기 시작하여 항문까지 약9m의 여정을 위해 식도로 넘겨진다. 음식물이 위에 도착하여 각종 효소가 작용하여 음식물을 분해하여 소장에서 영양을 흡수하게 된다. 이와 같은 과정을 대사작용 이라 하는데 대사의 생화학적 반응은 효소에 의해 촉매 되어 일어나는데 포도당이 다시 분해하여 최종적으로 탄산가스와 물로 되는 과정에서 약20여 가지의 효소가 관여하며, 이중 한 가지만 잘못되어도 몸에 이상이 발생하게 된다.

입 – 소화흡수의 첫 단계

생명을 유지하는 하기 위해서는 외부로부터 뭔가를 항상 얻어 넣어야 하는데 이것이 공기와 음식의 섭취인데 이 행위의 첫 관문이 입이다. 소화관에

속하는 입 안에는 점액이나 효소를 만들어내는 전문적인 세포가 있다. 이들 세포는 선(샘)이라는 구조를 이루고 있다. 침샘은 점액인 효소를 만드는 세포가 있다. 여기서 만들어지는 효소나 점액은 관으로 분비되어 타액이 된다. 하루에 분비되는 타액은 약 0.7~1.5리터이다. 이 중요한 소화효소의 분비를 촉진하기 위해서 음식을 섭취할 때에는 오랫동안 씹어서 섭취하는 습관을 들여야 한다. 몇 번 씹지 않고 삼키면 효소분비가 적어 소화흡수작용이 잘되지 않으므로 대사작용이 어려워질 수밖에 없다.

몸의 신진대사작용이 원활하게 이루어지게 하는 데는 우선 음식 섭취할 때 최대한 오래 씹도록 하는 것이다. 한 숟가락 입에 넣고 최소 30번 정도 씹어 삼키는 습관을 들여야 한다. 침은 비위기능을 좋게 한다. 오랫동안 씹거나 혀를 굴려 침을 많이 만들어 내야한다. 건강한 사람은 침이 많다. 그렇지 못한 사람은 입이 마르고 침이 생기지 않는다. 옛말에 장수 하려면 침을 뱃지마라는 말이 있다. 이렇게 하는 것이 건강유지의 첫걸음이다.

위 – 완벽한 자동제어 장치

위는 길이 약 20~25cm, 위의 음식물 포용량은 1~1.5리터로 위로는 식도, 아래로는 소장과 연결되어 있다. 위는 연동운동으로 16초~20초에 한 번 움직이며, 3개의 평활근층을 이루어져 근육층의 수축에 의하여 세로로

주름이 잡히는 추벽이라는 구조를 가지고 있는데 이를 한방에서는 창름지관이라 한다.

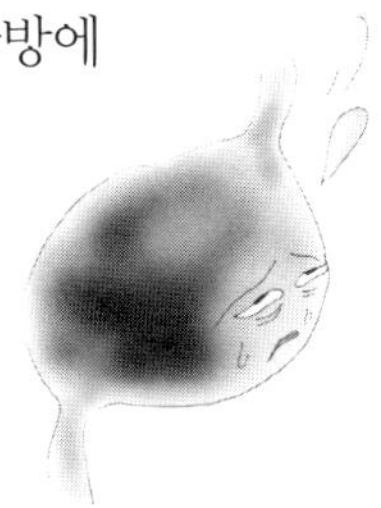

위에서 위액이 분비되는데 위액은 염산 점액 펩신, 레닌 등의 소화효소 등의 혼합액으로 약 1~2리터 분비된다.

위액 내에는 단백질을 분해하는 펩신 효소가 있는데 이는 펩시노겐(펩신의 전구물질)이 염산작용에 의해 만들어진 것으로 펩시노겐 자체로는 단백질을 분해할 수 있는 효소적 작용이 없다. 일반적으로 대부분의 효소는 염산과 같은 강산 속에서는 변성이 일어나서 자기기능을 전혀 할 수 없는데 펩신은 오히려 pH2.0의 강한 산성에서 활성이 가장 강하다.

소장 – 영양흡수

소장은 약 7m의 가늘고 긴 소화관으로 십이지장, 공장, 회장의 3부분으로 되어 있다. 십이지장은 길이가 손가락 12개를 평행으로 놓은 길이와 같다고 해서 십이지장이라 하는데 약 25~30cm 정도의 C자형으로 되어 있으며 담관과 췌관이 연결되어 있다. 담즙과 췌액, 장액은 모두 알카리성으로 산을 중화한다. 이 분비액 내에는 위에서 분해되지 못한 성분을 분해할 수 있는 각종 효소가 함유되어 있어 음식물의 분해를 촉진시킨다. 섭취한 음식물은 소장에서 잘게 분해되어 소장에 분포된 융모에서 흡수되는데, 소화된 영양은 주로 세포의 표면에서 흡수되어 세포 안으로 이동하고 세포 밖에 있는 조직액을 통해 혈액으로 들어간다. 이 혈액은 문맥을 통해 간으로 운반된다. 소장의 표면은 융모가 있는데, 소장세포 1개는 약 1000개의 미세한 융모를 가지고 있다. 이로 인해 약 6~7m인 소장 내벽의 표면적은 340제곱미터 정도가 된다. 소장은 하루에 약3리터 정도의 소화액을 분비하는데 단백질분해효소, 당분해효소인 말타아제, 지방을 분해하는 각종 소화효소가 들어 있으며, 위에서 소화되지 못한 것은 이 효소에 의해 분해된다. 효소는 소화작용에 중요한 역할을 하므로 체내 효소가 부족하여 이러한 문제가 해결되지 못할 경우에는 외부에서 효소를 공급하여 체내 소화 흡수작용이 원활하게 이루어질 수 있도록 하여야 한다.

대장 – 배출기관

대장은 성인의 경우 약 1.5~2m 정도로 짧고 굵다. 대장은 맹장, 결장, 직장으로 구별된다. 맹장은 면역장기의 하나로 면역기능을 담당하는 중요한 역할을 한다. 대장은 내용물을 항문으로 이동시키는 연동운동과 분절운동이 일어나는데 대장의 분비물 내에서는 소장과는 달리 소화효소를 함유하고 있지 않아 화학적 소화에 관여하지는 않지만 내용물의 이동과 배출을 용이하게 하는 작용을 한다. 먹은 만큼 배출 하는 것도 매우 중요하다. 배출되지 않으면 더 이상 배를 채울 것이 아니라 비워두고 배출되면 음식을 섭취하는 절제력을 길러야 건강할 수 있다. 대장을 깨끗하게 하기 위해서는 섬유질이 다량 함유되어 있는 음식을 섭취하는 것이 좋다. 우리나라 성인의 경우 대장암의 발생이 상당히 높다 이를 예방하기 위해 배를 따뜻하게 하고 따뜻한 성질의 음식과 섬유질이 많은 무청, 사과 등의 야채 과일을 섭취하도록 해야 한다.

암을 이기는 면역세포

면역세포는 외부에서 들어오는 이물질을 공격하여 제거하지만 정상적인 세포가 변화하여 생기는 암세포도 공격한다. 그러므로 암세포는 체내에서 면역세포가 이물질로 인식하는 것이다. 자연살해세포라고 하는 NK세포는 온몸을 돌면서 암으로 되는 세포를 발견하면 공격하여 암을 예방하는 작용을 한다. 그러나 암세포도 표면을 당사슬로 가려 면역세포가 이물질로 인식을 못하게 하기 때문에 면역세포로부터 공격을 받지 않게 되는데 이러한 상황이 발생하지 않도록 하기 위해서는 면역세포의 기능을 더욱 활성화시켜야 한다. 인체를 방어하는 면역 활동의 주역인 백혈구는 효소의 작용에 의해 만들어질 뿐 아니라 백혈구 속에는 수많은 효소가 함유되어 있어 파괴된 세포를 복구하는 중요한 작용을 하고 있다. 정상세포도 암세포로 공격을 당하게 되는데 공격을 당해 세포손상이 일어나면 효소가 손상된 세포를 복구 시켜 주는 역할을 하게 되는데, 빨리 복구되어 정상적으로 활동하도록 하기 위해서는 효소를 많이 섭취해야 한다. 그러므로 면역력이 향상되어 암 발생을 억제할 수 있게 된다. 세균이나 미생물도 단백질로 이루어져 있으므로 분해는 효소의 작용으로서만 가능하다. 소화효소는 위장이나 췌장 등 소화기관에서만 생산된다고 생각하기 쉽지만 인체를 방어하는 면역기구에서도 하나하나의 세포들이 소화 효소를 생산한다. 그리고 소화 효소뿐 아니라 독을 분해하는 효소도 생산하여 세균들이 뿜어내는 독소도 무독화 시키는 해독 작용도 한다.

인체의 신경세포

우리 몸에는 약 270종, 60조 개의 세포로 이루어져 있다. 각각의 세포가 서로 연관되어 전체 세포를 통합 조절하고 있는 것이 신경과 호르몬이다.

신경은 뇌와 척수에 있는 중추신경과 말초신경으로 나누어진다. 중추신경계는 뇌와 척수로 이루어져 있고, 말초신경은 우리 몸의 각 기관과 중추신경 사이를 직접 연결해주는 통로역할을 하는 신경부위로 다시 뇌신경, 척수신경, 자율신경계로 나뉜다. 말초신경에는 근육과 이어지는 운동신경, 내장과 연결되는 자율신경, 감각기관과 연결되는 지각신경 등이 있다.

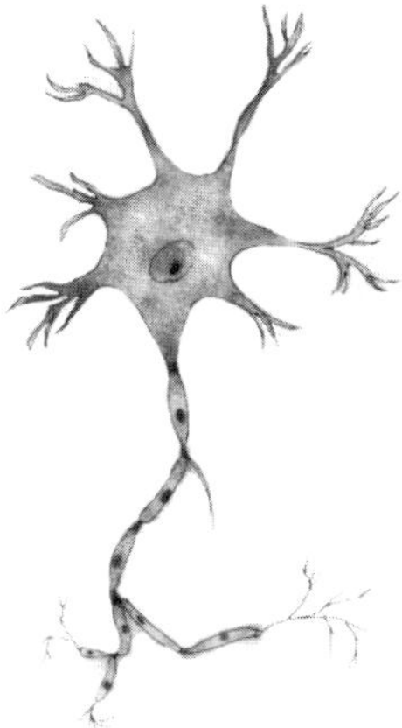

신경세포는 세포체로부터 수상돌기와 축색돌기 2종류의 돌기가 뻗어나가는데, 수상돌기는 다른 세포로부터 정보를 받아들이는 돌기이며, 축색돌기는 다른 세포에 신경전달물질이나 효소, 정보를 전달해주는 돌기이다. 축색돌기의 끝부분과 다른 세포 사이에는 자극을 전달시켜주는 시냅스가 있다. 우리 몸에는 약 1400억 개의 신경세포가 있으며, 돌기가 가장 긴 것은 좌골신경으로 약 1m 정도나 된다. 축색은 지방질로 구성된 수초로 덮여 있으며 시속 320㎞ 정도의 속도를 갖는 신경신호를 보내는 송신장치이다.

세포와 효소

눈에 보이지 않는 작은 세포 속을 들여다보면 여러 가지 많은 효소가 대활약을 하고 있다. 세포를 둘러싼 세포막은 효소와 협력하여 하나하나를 엄격하게 점검하여 필요한 것만 선택하여 받아들인다. 들어온 것으로는 폐에서 보내진 산소와 입으로 섭취한 영양물이며, 내보내는 것으로는 물과 이산화탄소 등 세포가 사용하고 난 찌꺼기들이다. 그리고 이러한 세포들이 수명을 다하고 새로운 세포가 태어나는데도 여러 가지 효소가 필요하다. 즉 DNA나 RNA의 제조와 수명을 다한 세포를 분해하는데도 효소가 필요한 것이다.

인체를 이루는 세포가 손상을 입게 되면 먼저 그것을 인식한 제한효소(유전자 수리 효소)가 나와 손상된 부분을 제거하고, 그 다음에 '유전자 중합 효소'가 나와 손상된 부분을 정상으로 복구한다. 마지막으로 '유전자 봉합 효소'가 나와 수정된 것을 고정시킴으로써 마무리를 한다.

건강을 유지하기 위해서는 인체를 이루는 이러한 세포들이 빨리 복구 부활되어야 하므로 병든 세포들이 파괴되고 새로운 세포들이 건강하게 되는 것은 세포의 수명과 직결된다고 할 수 있다.

건강이란 우리 몸 안에서 일어나는 복잡한 모든 대사작용을 정확하게 조절해주는 '효소'의 힘이라 할 수 있으므로 효소가 풍부한 음식을 섭취하는 것으로 식생활습관을 바꿔야 한다.

❀ 세포기관 내 주요 효소와 기능

세포내 구획	주요 효소	주요 기능
핵	핵산합성효소	DNA복제, RNA 합성
미토 콘드리아	탈수소효소군 : 에너지 대사 기본적인 역할, 기질에 대한 특이성을 가짐	시트르산회로 (호흡기질분해)
	전자전달계와 산화적인산화계의 효소군	전자전달과 ATP합성
엽록체	광합성효소군	명반응과 암반응
소포체	각종 합성 및 분해효소	각종 물질의 생성, 분해, 해독
리보솜	단백질합성효소	단백질생합성
리소좀	가수분해효소군	고분자화합물분해 (세포내 소화)
골지체	다당류합성효소	분비물질생합성
세포기질	해당계효소군	해당과 발효
	지방산합성효소	지방산합성
세포막	ATP분해효소	능동수송

PART 2

생명유지의 필수물질 - 효소

효소란 무엇인가?

생물은 체내에서 필요로 한 다양한 물질을 화학반응으로 만들어 낸다. 이러한 작업을 수행하는데 반드시 필요한 것이 효소이다. 화학반응을 일으킬 때 효소가 있으면 만들고자 하는 물질만을 정확하게 만들 수 있다. 생물이 섭취한 것을 소화시킬

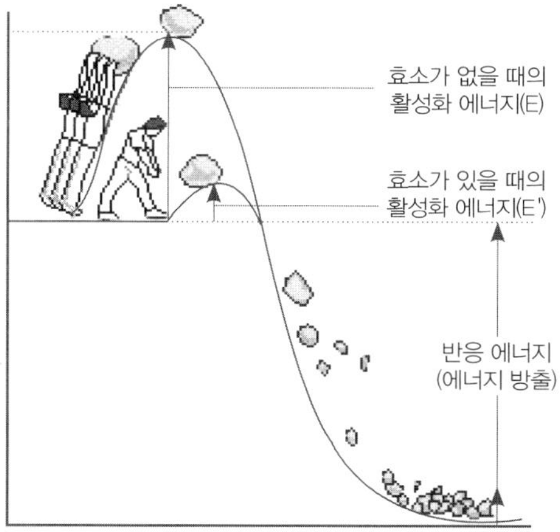

효소와 활성화 에너지
효소가 있을 때는 효소와 반응물질이 먼저 결합함으로써 반응의 활성화 에너지가 낮아진다.

수 있는 것도 다양한 효소가 음식의 분해를 돕기 때문이다. 하지만 효소가 없으면 만들고자 하는 물질 외에 불필요한 물질이 많이 생긴다. 효소는 원료에서 필요한 것만을 정확하게 만드는 장치라 할 수 있다. 효소는 단백질이다. 단순한 단백질이 아닌 활성을 지닌 단백질이다. 효소는 우리인체에서 작업자이다. 모든 기관에 생명력을 전달시키는 것이라 할 수 있다. 아무리 좋은 것들을 섭취하더라도 이들을 전달시켜주는 물질이 없다면 좋다고 하는 약, 영양제, 비타민 등의 이것들은 단지 어떠한 하나의 물질에 불과하게 된다.

효소는 단백질 분자로서, 이들 분자는 체내에서 음식을 소화시키고 뼈와 피부를 생성하며 해독작용을 돕는 등 체내에서 중요한 활동을 한다.

그러나 일단 우리가 음식을 48~55도 이상의 고온으로 요리하게 되면 이 효소들은 파괴되어 효소는 더 이상 그 기능을 할 수 없게 된다. 단백질 분자나 영양은 존재하더라도, 효소는 생명력을 잃게 된다. 단백질 분자는 사실 효소활성의 매개체일 뿐이다. 효소는 단순한 단백질 분자가 아니라 보이지 않는 활성 에너지 요소라는 것이다.

효소의 기능

사람이 수명을 다할 때까지 건강하게 젊음을 유지하면서 살아갈 수 있도록 잘 관리하는 것이 장수의 비결이고 최고의 건강요법인데, 이러한 삶을

❀ 효소작용 / 모식도

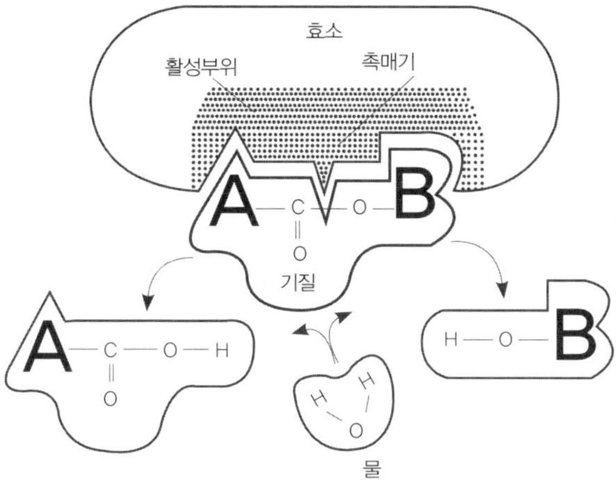

A – C – O – O – B + H_2O ⇔ A – CO_2H + BOH

살아 갈 수 있도록 하는데 가장 중요하다고 할 수 있는 것이 효소이다.

효소는 인체 내에서 작업자, 노동자, 기술자로서의 역할을 한다. 건물을 짓는데 작업자, 노동자들이 없다면 건물을 지을 수 없다. 여러 분야에서 적절하게 일할 수 있는 효소들이 필요한 것이다. 대도시에 청소부들이 일주일만 파업을 한다고 생각해보면 더러움과 냄새, 불결한 상태에서 일어나는 전염병 등 엄청난 일들이 벌어지는데도 불구하고 어느 누구 한 사람도 그 더러운 쓰레기들을 치울 사람이 없을 것이다. 우리 인체의 내부를 깨끗하게 정화시켜주는 청소부의 역할을 하는 것도 효소의 역할이다.

효소는 우리 인체 내에서 벌어지는 모든 활동에 관여한다. 생명은 효소 없이는 존재할 수 없다. 세포의 분열, 난자와 정자의 수정, 발육, 소화를 돕기도 하고, 영양분을 공급시켜 신경, 근육, 혈액과 내분비계에 작용하며, 간과 근육에 에너지를 당분의 형태로 저장하며 지방을 지방조직으로 바꾸기도 한다. 정자는 난자의 막을 뚫고 나갈 수 있는 효소를 지니고 있으므로 수정이 될 수 있도록 하며, 응고된 혈액을 녹이는 역할을 한다. 인체 내에 존재하는 효소의 숫자는 엄청나며, 일반적으로 한 효소는 한 가지 역할만을 수행한다. 단백질분해효소는 지방을 분해하지 못하며, 지방분해효소는 전분을 분해하지 못한다. 이것을 '효소의 특이성이라 한다. 효소는 대상이 되는 물질에 작용하여 그 물질을 다른 물질로 전환시키며 자기 자신은 변화하지 않는다.

효소는 생명유지에 중요한 역할을 한다는 것을 알아야 한다. 효소가 부족하게 되면 병이 발생되며, 빨리 늙게 된다. 나이가 들면 효소의 부족으로 인하여 젊은 사람들보다 상처치유가 빨리 안 되고 몸에 문제가 많이 나타나게 되는 것이다. 그러므로 체내에 효소를 고갈시키지 않고 많이 공급해줄수록 건강한 삶을 유지할 수 있는 것이다.

생명이 탄생될 수 있는 식품에만 존재하는 효소

효소를 음식을 소화시키는 데 관여하여 영양분의 흡수를 돕는 물질인 정도로만 알고 있는 경우가 있는데, 효소는 인체의 모든 대사과정에 관여한다. 면역계, 순환계, 호흡기계, 비뇨기계, 생식기계, 근육, 골격계, 관절계 등

인체의 오장육부, 보는 것, 생각하는 것, 숨 쉬는 것까지도 효소에 의존하고 있다. 인체의 어느 부분에서나 효소의 부족으로 인해 병의 원인이 될 수 있다. 그러므로 인체의 모든 세포 내 활동이 효소의 작용에 의해 시작된다는 것이다. 건강을 유지하기 위해서는 인체 내의 효소 저장량을 고갈시키지 말고 유지하는 것이 중요하다. 효소 저장량을 높게 유지하는 방안은 야채 과일 등 고온에 가열하지 않는 생식을 하는 것과 활성도가 높은 효소보조제를 섭취하는 것이다.

중요한 것은 효소활성의 차이다. 씨앗 속에는 효소가 살아 있다. 자연 그대로의 상태에서 많은 양의 효소를 함유하고 있다.

일반적으로 섭씨 48~55℃ 이상의 온도에서 모든 효소는 파괴된다. 그러므로 전자렌지를 사용해서 섭취하는 음식, 인스턴트식품, 가공식품, 밀가루 음식, 캔 음료 등 이러한 곳에는 전혀 효소가 존재하지 않는다. 그러므로 생명이 탄생될 수 없는 식품은 가급적 삼가는 것이 좋다.

효소활성의 감소는 오장육부의 불균형을 초래하며, 질병에 걸리기 쉽고 빨리 늙게 되는 원인으로 작용하게 된다.

효소는 모든 동식물에게 있어서 생명의 일부분이며 살아 있는 물질의 일부분이다. 야생동물은 생식을 통해서 많은 양의 효소를 섭취한다. 야생동물들은 효소가 많이 들어있는 생식을 하기 때문에 육류를 섭취하더라도 비대하지 않는 것이다. 이러한 생식 위주의 식생활은 소화에 도움을 주며, 부가적으로 효소를 생산해야 하는 췌장이나 간 등에 부담을 덜어준다.

효소의 균형과 건강

효소는 적당한 체온과 체액의 산도, 적당한 보효소인 유기산과 미네랄을 갖추어야 활발한 작용을 한다. 이러한 적절한 조건이 갖추어지지 않으면 활성도가 떨어져 오장육부의 기능이 저하되어 면역력이 떨어지는 상태가 되어 여러 질병이 발생하기 쉬운 상태가 된다.

효소가 체내에서 활성도가 떨어지는 이유는 산성식품 위주의 식생활과 편식, 인스턴트식품, 가공식품 등의 섭취로 인하여 나타난다. 효소는 PH7.4 정도에서 가장 활성이 강하다. 그러므로 식생활 습관을 개선시켜야 하며 효소 부족으로 나타날 수 있는 질병을 예방, 치유할 수 있는 것은 체내에서 효소로서 기능을 수행할 수 있는 활성도가 높은 효소를 공급하여 보충시켜 주어 균형을 바로 잡는 것이다.

소식으로 노화지연 – 효소활성으로 세포부활

모든 사람들의 소망일 수 있는 것이 나이보다 훨씬 젊어 보이고 늙지 않았으면 하는 생각이 있는데 이를 해결해줄 수 있는 것은 효소의 작용과 역할에 의해서 가능하다. 노화를 지연시켜주는 효소가 있는데, Prx–1 효소 활성화로 인해 이러한 문제를 해결 시킬 수 있다.

칼로리 섭취를 줄이면 노화의 진행이 지연되는 것은 페록시레독신-1(Prx-1)이라는 효소가 활성화되기 때문이다.

스웨덴 예테보리 대학 세포-분자생물학 교수 미카엘 몰린(Mikael Molin) 박사는 칼로리 섭취를 줄이면 세포노화에 따른 유전물질 손상 억제에 중요한 역할을 하는 Prx-1 효소가 활성화된다는 사실을 밝혀냈다.

이 효소는 세포노화가 진행되면서 점차 활동성을 잃게 되지만 칼로리 섭취를 줄이면 손상된 이 효소를 "수리"하는 또 다른 Srx-1 이라는 효소가 증가하면서 Prx-1 효소의 비활성화를 지연시킬 수 있다. 우리가 몸에 병이 생기거나 몸 상태가 좋지 않으면 식욕이 떨어져서 아무것도 먹고 싶지 않는 증상이 나타나는데 이는 효소의 활성화로 빨리 우리 몸을 회복시키기 위한 스스로 치유할려고 하는 자연치유력이라고 할 수 있다. 세포에서 해로운 과산화수소를 분해하는 Prx-1 효소가 효과적으로 활동하려면 칼로리 섭취의 제한이 필요하다.

Prx-1 효소의 기능이 손상되면 여러 가지 유전자 결함과 노화 관련 질환들이 발생할 수 있지만 세포노화에 의한 이 효소의 활동저하를 회복시킬 수 있다면 이를 막을 수 있다.

소식을 함으로써 체온이 올라가고 그럼으로 혈관이 확장되어 혈액순환이 원활해져 전신에 혈액순환이 원활하게 됨으로 인해 세포부활이 빨리 일어나고 면역력이 증가하고 또한 해독작용이 잘 이루어지기 때문에 노화가 지연되는 것이다. 몸에 부담이 되지 않도록 70~80% 정도의 음식을 섭취해야 한다. 한 숟가락 더 먹고 싶을 때 과감하고 숟가락을 놓을 수 있는 절제력이 필요하다.

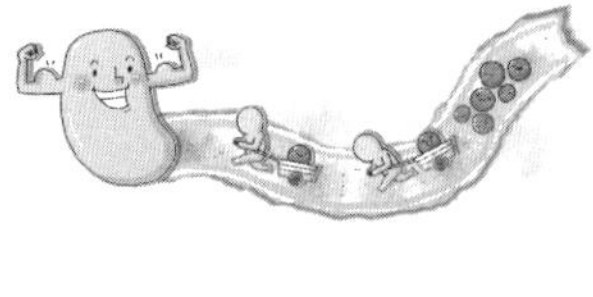

PART 3

해독과 건강

해독시스템이 제대로 작용하게 하기 위해 소화계를 쉬게 하는 것이 생명 유지의 필수적이다.

수천 년 동안 인류는 인체에 악 영향을 미치는 독성에 대하여 인식하고 있었는데, 독소는 자극과 스트레스 등으로 다양한 방식으로 우리의 몸을 괴롭힌다. 어떠한 도구로 측정할 수 없는 것들, 사람들의 감정과 생각, 인체 내의 세포활동으로부터 배출되는 독소와 노폐물에 들어 있는 화학물질까지도 악 영향을 미치므로 이러한 것들로부터 문제가 일어나지 않도록 인체는 해독시스템을 가지고 있고, 해독을 하기 위해 쉬지 않고 일을 하고 있다. 만약 우리 몸의 이러한 해독시스템이 제대로 작동하지 않으면 독소, 노폐물이 쌓여 병에 걸리고 고통 속에 살아가게 될 것이다. 사람들에게 흔히 나타나는 변비, 설사, 알레르기, 비만, 우울증, 불면증, 감정의 기복심화, 피부질환, 통증, 염증 등은 체내의 해독시스템이 제대로 기능을 하지 못해 발생되는 것이다.

독소의 증상은 아주 다양한 형태로 나타난다. 호흡하고, 음식을 섭취하고, 일상 생활 중에 나타나는 좋지 않는 상황, 수도 없이 좋지 못한 상태 등으로 독소에서 해방될 수 있는 조건에 놓여있지 못한 생활을 하고 있다.

적절하게 제거되지 못한 독소는 체내에 남아서 손상을 일으키는데, 세포와 조직은 자극을 완화시키기 위해서 이러한 독소를 끌어 모아 점액으로 뒤덮는데, 이러므로 염증이 발생되는데 이러한 정도는 어느 정도 기간 동안 생명을 지키는데 큰 문제가 되지 않지만, 이 상태가 지속적으로 계속 진행된다면 생명유지에 악 영향을 미치게 된다.

효소와 해독

인체에 들어온 독소는 신장과 간·소변·대변·호흡 등을 통하여 자연스럽게 배출되어야 하는데 산업의 발달에 따라 화학물질이 증가하고 각종 중금속은 물론, 독소가 많이 들어있는 음식의 섭취가 증가하고, 술이나 담배·카페인 등의 물질, 스트레스, 마약류 등 불법 독성물질이 만연하여 인체가 독성물질을 자연스럽게 배출하기에는 한계가 있다.

문명이 발달함에 따라 발생되는 공해독 등으로 몸이 허약해지고 인체조직에 손상이 가해짐으로 인해 수승하강이 제대로 이루어지지 않아 열이 위로 오르고 복부는 냉해지는 비정상적인 상태가 지속됨으로 인해 열이 상충되어 열병이 많이 발생되어 세포손상이 일어나 뇌질환의 문제가 많이 일어나게 되기도 한다. 우리몸은 두한족열이라 하여 항상 머리는 차고 하체는 따뜻해야 한다. 이렇게 하기 위해서는 몸속의 독소 노폐물을 깨끗하게 해독하고 몸을 따뜻하게 하는 음식을 많이 섭취해야 한다. 우선 장을 깨끗하게 비우게 되면 체내 핵융합반응이 일어나 몸이 따뜻해진다. 장을 깨끗하게 하기 위해서는 섬유질이 많은 음식을 섭취해야 하는데 하루 성인기준 25g~38g 정도를 섭취하게 되면 장이 깨끗해지고 이로써 뇌질환의 문제를 더욱 빨리 해결할 수 있는 효과를 얻을 수 있다.

해독을 하고 체내의 냉기를 제거하기 위해서는 따뜻한 성질을 가지고 있는 뿌리음식을 섭취하는 것이 좋다. 대체적으로 생강, 대추, 감초 등을 넣어 끓여서 따뜻하게 해서 복용을 하고 마늘, 양파, 강황, 버섯류 등의 따뜻한 성질의 음식을 섭취하고 몸을 따뜻하게 하는 온열요법을 시행하는 것이 좋다. 온열요법을 하게 되면 체내의 효소의 활성화로 인해 면역력이 향상되고 그러므로 자연치유력이 증강된다.

체내 독소 자가진단

① 만성피로, 무기력증, 항상 몸이 무겁고 쉽게 피곤하다.

② 어깨나 목 결림 증상이 오래 지속된다.

③ 술자리가 잦은 편이다.

④ 지방간 또는 간 수치가 높은 편이다.

⑤ 콜레스테롤 수치가 높고 혈압 조절이 잘 안 된다.

⑥ 소변을 보면 색깔이 진하고 시원치가 않다. 또 거품이 많이 나기도 한다.

⑦ 평소에 육식을 즐기는 편이다.

⑧ 속이 더부룩하고 가스가 자주 차며, 소화가 잘 안 된다. 신경성 위장장애.

⑨ 먹는 양에 비해 복부 비만이 심하다. 비만으로 인한 합병증.

⑩ 설사나 변비로 고생 중이다. 생리통 및 갱년기 증후군, 과민성 대장 증후군.

⑪ 고혈압이나 여드름 약을 장기간 복용 중이다.

⑫ 두드러기나 알레르기 반응이 잘 나타난다.

⑬ 코, 잇몸, 항문 등에서 피가 날 때가 있다.

⑭ 팔다리 등에 쥐가 나거나 저림 증세가 자주 나타난다.

⑮ 당뇨병, 동맥경화, 간기능 부전, 최근 성욕이 감퇴됨을 느낀다.

⑯ 불면증, 부종

⑰ 피부가 탁하고 기미, 여드름이 오래 가는 경우

현대를 살아가는 사람은 필연적으로 유해한 자연 환경에 노출되어 체내에 독소가 쌓이고 면역력이 약해져 자가 치유능력이 현저히 떨어지게 마련이다. 이렇게 되면 독소를 원활히 배출하지 못해 암, 당뇨, 심장질환 등을 발생시키게 되는 것이다.

이처럼 다양한 질병을 유발시키는 체내의 독소를 체외로 배출시켜 간 기능을 개선시켜 기능을 원활히 하여야 음주로 인한 후유증, 스트레스성 근육통의 성인질환, 중풍 전조증에 해당하는 수족 저림이나 복부비만 등이 빠르게 호전된다. 이렇게 체내의 독소를 해독함으로 신체 기능을 회복시켜 줄 수 있고, 비만, 여드름, 변비, 소화 장애 등 다양하게 나타나는 증상들을 개선시킬 수 있다.

특히 비만치료에 있어서 반드시 체내의 독소를 제거하는 해독요법이 선행되어야 한다. 체내의 독소를 제거하지 않는 다이어트는 요요현상으로 성공하기 어렵다.

체내 해독지수 체크리스트(항목당 7~8개 이상이면 해독 필요)

〈장에 독소가 쌓인 경우〉

☐ 먹는 것에 비해 비만이다.

☐ 보약을 먹어도 효과가 없다.

☐ 늘 배가 더부룩하고 소화가 잘 안 된다.

□ 이유없이 복통이 잦다.

□ 오랜 설사나 변비로 고생하고 있다.

□ 콜레스테롤 수치가 높고 혈압조절이 잘 안 된다.

□ 안면홍조가 있다.

□ 잘 붓고 방광염이나 질염이 자주 생긴다.

□ 이유 없이 잠이 쏟아진다.

〈신장에 독소가 쌓인 경우〉

□ 혈뇨나 콜라색 소변을 본다.

□ 요실금이 있다.

□ 빈뇨가 있다.

□ 밤에 소변을 자주 본다.

□ 잔뇨감이 느껴진다.

□ 질액이 탁하다.

□ 성기능이 저하됐다.

□ 만성피로가 심각하다.

□ 아침에 일어나면 붓고 오후가 되면 빠진다.

□ 턱 부위 U자 모양에 난 여드름으로 오랫동안 고생하고 있다.

〈간에 독소가 쌓인 경우〉

□ 지방간이 있다.

□ 얼굴이 누렇게 떠 있다.

□ 담이 결리고 목이 뻐근하다.

□ 피부 알레르기가 심하다.

□ 당뇨가 있다.

□ 소화가 잘 안 된다.

□ 많이 피곤하다.

□ 성욕이 감퇴했다.

□ 눈이 침침하다.

□ 몸이 항상 무겁고 주량이 갑자기 줄었다.

얼마나 자주 먹어야 하나?

동물은 효소가 풍부한 식물을 먹고, 생명이 탄생될 수 있는 씨앗류와 견과류를 먹는데 항상 날것으로 먹는다. 또한 하루 세끼를 챙겨먹은 동물은 없다. 하루에 세끼를 꼬박꼬박 챙겨 먹는 것을 당연하게 여기지만 그냥 습관이고 통념에 지나지 않는다. 인체의 해독능력이 저하되어 독소처리가 제대로 되지 않는 것은 소화기관에 휴식을 주지 않고 끊임없이 먹는 습관 때문이다. 피로하고 일을 많이 하면 휴가를 가고 휴식을 취하지만 오장육부에는 휴가를 주지 않기 때문에 수많은 문제가 발생되는 것이다. 오장육부에도 휴가를 줘야한다. 신체정화를 위해 소화계에 휴식을 주고 해독시스템이 깨어날 수 있도록 효소가 풍부한 음식을 섭취하도록 해야한다.

지구에서 가장 장수하는 사람들

장수하는 사람들이 많이 사는 곳을 블루존(blue zones)이라 부르는데 에콰도르 남부지방, 캘리포니아 남부 사막, 이탈리아 남부의 섬에 장수마을이 있다. 이곳에 사는 사람들의 공통적인 생활습관은 화학물질을 사용하지 않고, 제철에 나는 것들을 섭취하는데 효소가 파괴되지 않게 날것으로 먹는 것이다. 음식을 수십번 이상 씹어서 먹고, 햇볕을 쬐며 시간을 보내고, 사랑하는 마음과 배려하는 마음, 자기 자신을 낮추는 겸손한 마음, 목적의식과 공동체에 대한 소속감도 강하다는 것이다.

생명유지의 필수물질은 효소

효소는 단순한 단백질이 아닌 활성을 지닌 단백질이다. 효소는 우리인체에서 작업자, 일꾼, 기술자이다. 모든 기관에 생명력을 전달시키는 것이라 할 수 있다. 아무리 좋은 것들을 섭취하더라도 이들을 전달시켜주는 물질이 없다면 좋다고 하는 약, 영양제, 비타민 등의 이것들은 단지 어떠한 하나의 물질에 불과하게 된다.

효소는 단백질 분자로서, 이들 분자는 우리 몸속에서 음식을 소화시키고 뼈와 피부를 생성하며 해독작용을 돕는 등 체내에서 중요한 활동을 한다.

그러나 일단 우리가 음식을 48~55도 이상의 고온으로 요리하게 되면 이 효소들은 파괴되어 효소는 더 이상 그 기능을 할 수 없게 된다. 단백질 분자나 영양은 존재하더라도, 효소는 생명력을 잃게 된다. 단백질 분자는 사실 효소활성의 매개체일 뿐이다. 효소는 단순한 단백질 분자가 아니라 보이지 않는 활성 에너지 요소라는 것이다.

효소의 기능

사람이 수명을 다할 때까지 건강하게 젊음을 유지하면서 살아갈 수 있도록 잘 관리하는 것이 장수의 비결이고 최고의 건강요법인데, 이러한 삶을 살아 갈 수 있도록 하는데 가장 중요하다고 할 수 있는 것이 효소이다.

효소는 인체 내에서 작업자, 노동자, 기술자로서의 역할을 한다. 건물을 짓는데 작업자, 노동자들이 없다면 건물을 지을 수 없다. 여러 분야에서 적절하게 일할 수 있는 효소들이 필요한 것이다. 대도시에 청소부들이 일주일만 파업을 한다고 생각해보면 더러움과 냄새, 불결한 상태에서 일어나는 전염병 등 엄청만 일들이 벌어지는데도 불구하고 어느 누구 한사람 그 더러운 쓰레기들을 치울 사람이 없을 것이다. 우리 인체의 내부를 깨끗하게 정화시켜주는 청소부의 역할을 하는 것도 효소의 역할이다.

효소는 우리 인체 내에서 벌어지는 모든 활동에 관여한다. 생명은 효소

없이는 존재할 수 없다. 세포의 분열, 난자와 정자의 수정, 발육, 소화를 돕기도 하고, 영양분을 공급시켜 신경, 근육, 혈액과 내분비계에 작용하며, 간과 근육에 에너지를 당분의 형태로 저장하며 지방을 지방조직으로 바꾸기도 한다. 정자는 난자의 막을 뚫고 나갈 수 있는 효소를 지니고 있으므로 수정이 될 수 있도록 하며, 응고된 혈액을 녹이는 역할을 한다. 인체 내에 존재하는 효소의 숫자는 엄청나며, 일반적으로 한 효소는 한 가지 역할만을 수행한다. 단백질분해효소는 지방을 분해하지 못하며, 지방분해효소는 전분을 분해하지 못한다. 이것을 '효소의 특이성'이라 한다. 효소는 대상이 되는 물질에 작용하여 그 물질을 다른 물질로 전환시키며 자기 자신은 변화하지 않는다.

효소는 생명유지에 중요한 역할을 한다는 것을 알아야 한다. 효소가 부족하게 되면 병이 발생되며, 빨리 늙게 된다. 나이가 들면 효소의 부족으로 인하여 젊은 사람들보다 상처치유가 빨리 안 되고 몸에 문제가 많이 나타나게 되는 것이다. 그러므로 체내에 효소를 고갈시키지 않고 많이 공급해줄수록 건강한 삶을 유지할 수 있는 것이다.

효소 결핍 부족의 원인

체내의 효소가 갖춰야 할 조건인 알맞은 ph, 적당한 보조효소, 습도 단백질 등을 갖춰야 한다. 이 조건이 갖춰지지 않으면 효소감소와 활성저하로 장기 기능이 약화된다.

직 간접적으로 효소를 감소시키는 것들은 공해, 식수, 토양 등의 오염, 화학비료, 농약, 가공음식, 색소 등으로 효소 감소 및 활성을 떨어트려 세포활력 저하를 가져오게 된다.

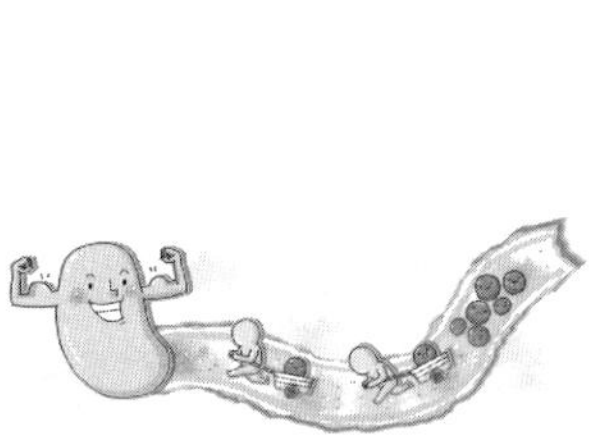

PART 4

효소의 개념

효소의 역사는 아주 오래되었으며, '효소'라고 부르는 명칭은 "발효되다, 발효시키다"에 그 어원을 두고 있다. 즉 생체 내에 존재하는 수많은 생물화학적인 반응을 촉진하는 생체 촉매작용물질로서, 무생효모라고도 부르는 효소의 개념 이였다.

단백질로서의 효소 인식(효소의 본체는 단백질로 구성되어있다?)

20세기에 들어와서야 비로소 근대적인 학문으로서 효소학의 모습을 갖추게 되었으며, 효소는 단백질과 같은 물질이다.

효소는 보조인자를 가진 것이 아닌, 단순단백질의 효소도 있으며, 효소의 본체는 단백질이며, 보조인자는 단순히 보조적인 인자라는 것, 다시 말하면 효소가 일종의 촉매 단백질이라고 말할 수 있게 되기까지는 10년이라는 세월이 필요하였다. 즉 효소는 먼저 촉매로서의 기능에 의한 존재가 확인되었고, 다음에 특정의 화학물질이라는 것이 알려졌으며 그리고 계속해서 단백질로서의 그 실체가 파악되었다.

DNA와 단백질(효소)이 생명에 중요

생명체의 몸에 중요한 역할을 하는 물질로 단백질이 있는데, 단백질은 인체의 근육이나 장기 등의 다양한 부분을 구성하고, 단백질 외에 여러 가지의 물질이 만들어지는데 이 화학반응을 정확하게 이루어지도록 하는데 꼭 필요한 것이 효소이다.

단백질이 생길 때 반드시 DNA에서 RNA로 정보를 전사시키고, RNA에 복사된 설계도의 지시에 따라 단백질이 만들어진다. 모든 생물에게 공통된 이 구조를 센트럴도그마(central dogma, 중심원리)라 한다.

센트럴도그마로 만들어진 단백질은 "생물이 몸속에서 물질을 만드는 구조" 전반에 연관되어 있으며, 생명체가 활동하기 위한 에너지를 얻는 것과 생명체의 몸속에서 물질을 만드는 구조를 대사라고 한다.

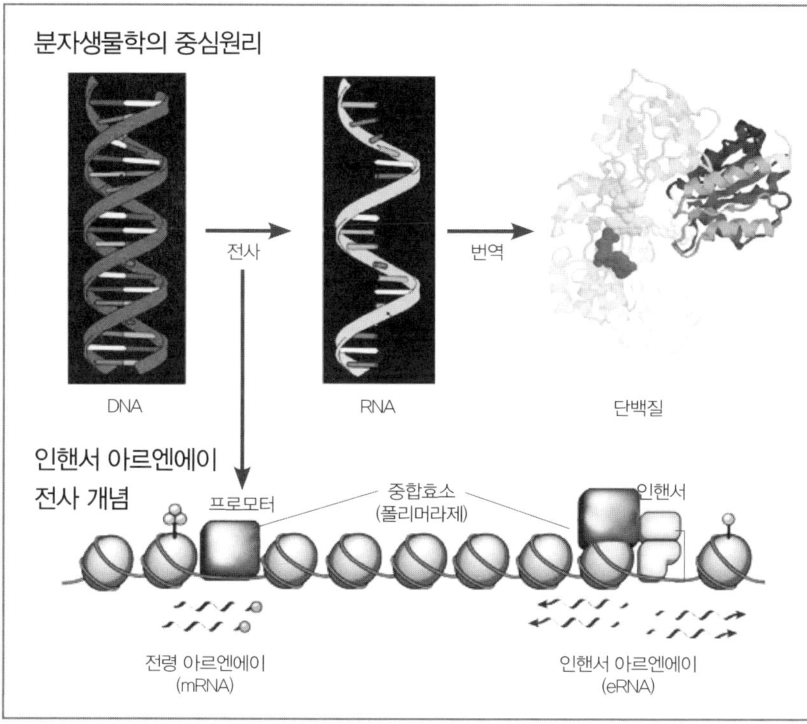

모든 생물은 세포핵 속에 존재하는 DNA를 전사한 RNA를 번역해 단백질을 만듦으로써 생명을 영위한다. DNA의 나선구조를 발견한 영국 생명과학자 프랜시스 크릭은 1958년 이를 분자생물학의 '중심원리'(센트럴 도그마)라고 이름 지었다.

단백질을 만드는 번역 작업에는 세 종류의 RNA가 동원된다. 전령RNA(mRNA)는 세포핵에서 설계도면을 세포 안 단백질 공장인 리보솜에 전달해주는 구실을 하고, 운반RNA(tRNA)는 이 설계도에 맞는 아미노산(단백질 재료)을 리보솜에 전달해준다. 리보솜RNA(rRNA)는 리보솜을 구성하고 있다.

유전자와 단백질의 기능을 조절하는 '꼬마' 마이크로RNA(microRNA), 유전자 발현을 억제하는 siRNA, 동물들의 정자 생산과 유지를 조절하는 것으로 알려진 파이RNA(piRNA) 등이 발견됐다. 이들은 단백질 번역에는 관여하지 않아 '논코딩RNA'(non-coding RNA)라 부른다.

DNA가 RNA로 전사되는 과정에는 프로모터(시발인자), 인핸서(강화인자), 사일런스(침묵인자), 인슐레이터(절연인자) 등 여러 전사 조절요소들이 관여한다. 인핸서는 유전자 끝부분이나 유전자 밖에 존재하지만 전사가 더욱 활발하게 일어나도록 촉진하는 구실을 한다.

특히 전사를 유도하는 물질인 중합효소(폴리머라제)가 이 인핸서에 달라붙고, 이를 통해 인핸서RNA가 형성된다. 이는 인핸서가 생명 현상에서 보조 구실을 하는 것이 아니라 적극적인 '생물학적 기능'을 한다.

DNA가 단백질을 만들고 단백질이 DNA를 만든다.

DNA의 정보를 바탕으로 단백질이 조립된다.

① RNA폴리메라아제에 의해 DNA의 이중나선이 풀리고, 설계도가 RNA에 복사된다.

② RNA의 정보를 바탕으로 리보솜에 의해 아미노산이 이어져 나간다.

③ 이어진 아미노산의 사슬이 접혀 들어가 다양한 형태의 단백질이 된다.

단백질의 작용에 의해 DNA가 조립되어 나간다.

① DNA폴리메라아제라 불리는 단백질이 두 가닥으로 풀린 DNA에 각각 뉴클레오티드를 배열해 DNA를 복제한다.

② DNA의 염기는 정해진 염기와 쌍이되어 사다리를 형성하여, 풀리기 전의 나선이 정확하게 복제된다.

뉴클레오티딜전달효소(-傳達酵素 nucleotidyl transferase)?

뉴클레오시드삼인산 등의 뉴클레오티드기를 다른 화합물에 전달하는 반응을 촉매하는 효소의 총칭이다. NMN아데닐전달효소(NAD피로포스포릴라아제, 간장·뇌에 존재)는 ATP + 니코틴아미드리보뉴클레오티드 → 이인산+NAD와 같은 반응을 촉매한다. 뉴클레오티딜전달효소에는 이와 같이 각종 뉴클레오티드보조효소의 생합성에 관여하는 효소 외에 핵산에 뉴클레오티드기를 첨가하여 사슬을 연장하는 반응을 한다. 즉 핵산의 합성반응을 하는 DNA폴리메라아제 등의 여러 가지 효소가 포함된다. 이 밖에 s-RNA에 ATP 등 특정한 뉴클레오시드삼인산을 작용시켜서 그 사슬을 연장하는 효소도 뉴클레오티딜 전달효소의 일종이다. 또 RNA를 가수분해하는 효소 리보뉴클레아제도 반응의 중간 단계로서 뉴클레오티드기의 3′-인산을 옆의 5′자리에서 자체의 2′자리로 이전하여 2′, 3′-고리모양 인산에스테르가 생기므로 뉴클레오티딜 전달효소의 일종으로 볼 수 있다.

효소의 생물학적 존재 의의

각종 생물체로부터 얻어지는 생체촉매인 효소의 종류는 현재 알려져 있는 것만으로도 약 2,200여 종류나 된다. 효소의 대부분은 생산한 생물의 세포 내에 존재하며, 생물체에서 볼 수 있는 모든 화학반응을 촉매하고 있다. 생물에 있어서 필수적인 에너지를 획득하기 위하여 생물은 호흡, 발효 등의 생명 현상을 구현하고 있으며, 이들 현상은 생체 내에서 일어나는 화학반응이다. 즉 세포 내에 흡수된 화학물질이 산화·환원, 인산화 등의 화학변화를 거치면서 잇달아 다른 화학물질로 변화되어 간다. 이처럼 생체 내에서 일어나는 화학반응을 일반적으로 생체대사 혹은 물질대사라고 부르고 있는데, 이들 생체대사의 각 단계는 각각 특유한 효소에 의하여 촉매 되고 있다. 원칙적으로는 하나의 화학반응에는 하나의 특정 효소가 관여하고 있다고 생각할 수 있으므로, 효소의 종류도 매우 많다.

현재 수많은 대사 경로가 알려져 있으며, 이들은 생체내의 대사경로를 요

약하여 표현해 놓은 생체내 대사 지도로 정리되어 있다. 효소는 생물체가 생명유지를 위해서는 필수적인 어떤 화학반응을 촉매하고 있다.

효소 단백질의 생합성은 근본적으로 볼 때 유전인자인 DNA의 기능이다.

수 많은 연구결과 호르몬과 효소가 서로 연결되게 되었고, 호르몬에 의한 효소활성의 조절기전이 명확하게 되었다. 현재는 '생체내에 있어서 효소의 조절작용'이라는 분야가 효소 연구의 중요한 흐름의 하나로 되어 있다.

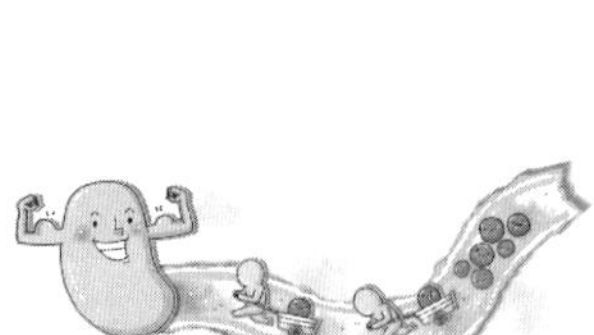

PART 5

인체계통별 효소의 작용

소화기계에 작용

섭취하는 음식은 효소에 의해 소화 흡수되는 과정을 갖는다. 효소는 인체 내의 장기에서 생산되는 효소와 외부에서 공급 되어지는 효소가 있는데, 체내에서 대사과정에 작용하는 효소나, 췌장에서 배출되는 효소를 최대한 적게 사용하고 외부에서 공급되는 효소를 활용하게 되면 더욱 건강해질 수 있다.

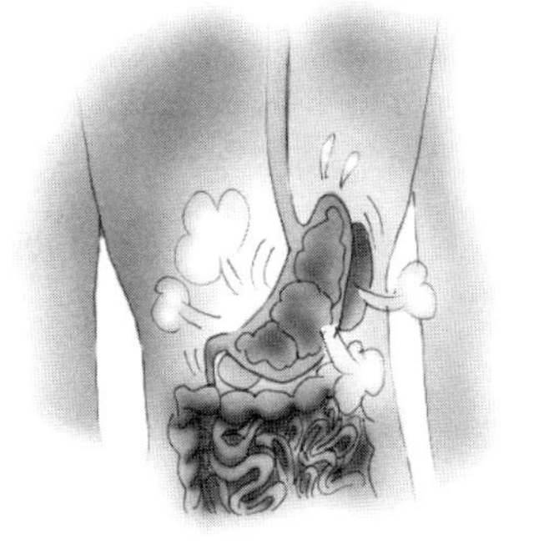

음식을 섭취하는데 효소가 제대로 작용하도록 하기 위해서는 최대한 오랫동안 씹어야

한다. 오랫동안 씹어 음식 속에 있는 효소가 외부로 나오도록 해야 한다. 30번~50번 정도 씹게 되면 침이 많이 분비되게 되는데 효소가 음식물의 표면에서 작용하고, 침 속에 포함되어 있는 효소가 음식에 작용하는 시간이 길어져 소화가 잘 되게 된다. 우리 몸의 활력소는 침이다. 침에는 췌장을 도울 수 있는 아밀라제라는 효소가 많이 들어 있다. 질병이 있는 사람들은 침이 마르고 잘 분비되지 않는다. 음식을 섭취할 때는 20분 이상 식사시간을 갖고 천천히 오랫동안 씹어서 먹어야 한다.

일반적으로 효소가 산성인 조건에서는 파괴되어 제대로 작용하지 못한다. 라고 알고 있는데, 효소는 위의 산성조건에서는 불활성화 되었다가 소장에서 다시 활성화된다. 사람마다 인체 내부의 상태가 다르기 때문에 작용 기전이 다르게 나타나는 경우가 있다. 그러므로 이러한 상황에서는 복합적으로 활성도가 높은 효소제품을 섭취하는 것이 중요하다.

가공한 음식이나 고열에 조리한 음식은 장을 통과하는 속도가 느려진다. 이 과정에서 음식이 장내에 머무는 시간이 오래되어 상하거나 부패되어 체내의 독소로 작용하게 되고, 이러한 독소로 인해 혈액이 오염되어 여러 가지 문제를 야기 시킨다. 또한 소화기관들이 과도하게 일을 하여 효소를 생성하게 된다. 이로 인해 장기들이 비대해지게 되어 기능이 저하되는 상황이 발생하게 된다.

내분비계에 작용

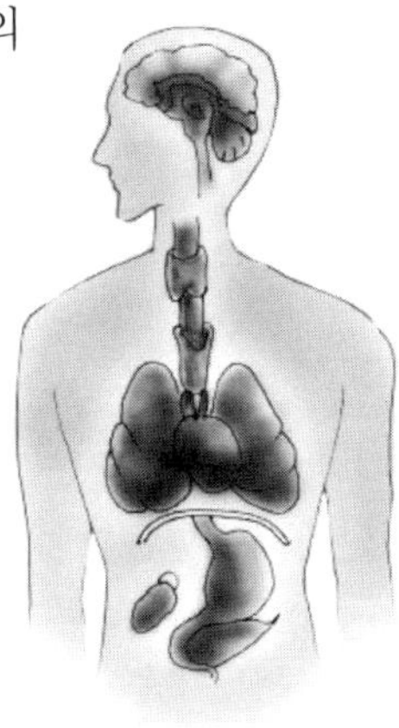

효소가 없는 가공된 음식의 섭취는 체내의 많은 양의 효소를 사용하게 되며, 이러한 영향으로 내분비선이 쉴 틈 없이 작용하게 되므로 저혈당증과 비만 등의 문제가 발생하게 된다.

가공식품은 가열 처리되어 효소의 활성이 없다. 그러므로 가공식품, 인스턴트식품, 밀가루 음식 등 가공된 음식은 질병의 예방과 치유에 도움이 되지 않는다. 내분비계의 이상으로 호르몬의 과다 분비로 내분비선에 문제를 일으켜 신진대사 저하, 뇌하수체의 이상 작용으로 갑상선, 부신피질호르몬, 생식호르몬, 췌장 등에 전달되어 질병이 유발되게 된다. 신선하고 생명력이 있는 음식을 섭취하는 것이 내분비계에 이롭게 작용하게 된다.

순환기계에 작용

음식 중에 날고기에는 리파아제의 효소 활성이 높아 순환기질환을 예방하는데 도움이 된다. 동맥경화인 경우에는 리파아제가 많이 부족하다고 밝

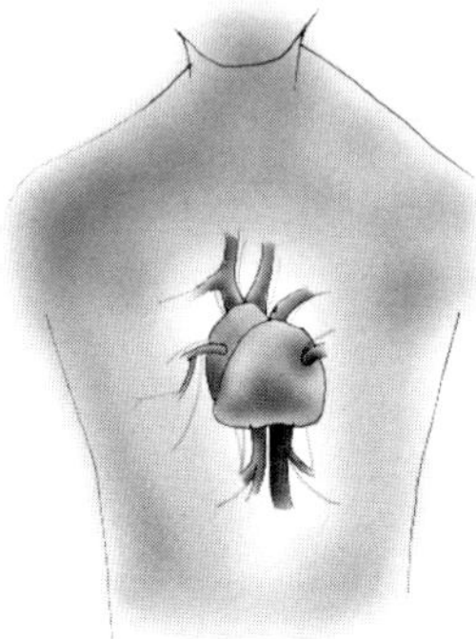

혀졌으며, 동맥경화를 앓고 있는 환자의 혈장에서는 리파아제가 거의 존재하지 않았다. 체내의 지방이 많아 문제가 되는 사람에게 리파아제를 투여하게 되면 지방대사가 잘되어 지방의 침착을 막을 수 있다. 효소가 많이 들어있는 날고기에는 활성효소가 많아 간과 소화관에서 지방의 분해를 촉진하므로 혈관을 깨끗한 상태로 유지하고 지방이 침착되는 것을 막아 체지방이 많아지지 않는다.

동맥경화나 고혈압의 원인은 효소가 없는 가공된 음식과 밀가루 음식을 섭취함으로 인해 발생될 수 있다. 이러한 문제를 해결하기 위해서는 활성도가 높은 효소를 많이 섭취하는 것이다.

PART 6

효소와 비만

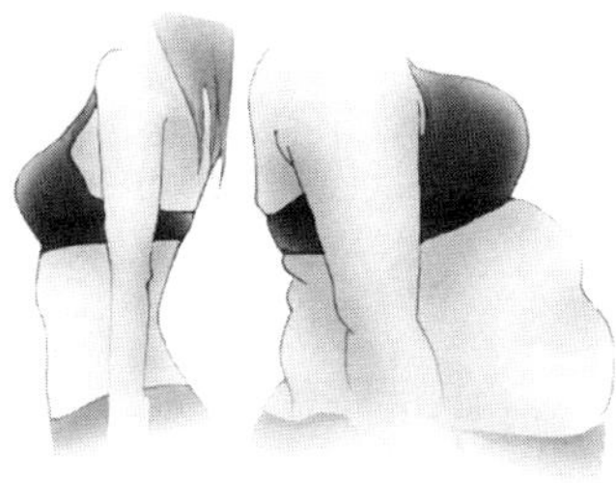

비만은 질병이다. 비만을 해결하는 방법으로 지금까지 헤아리기조차 힘들 정도로 많은 방법들이 나왔었지만 성공의 확률은 거의 없다고 해도 과언이 아닐 정도이다. 비만은 단순히 체중을 감량하는데 목적을 두고 시행해서는 안 된다. 운동만으로는 체내의 각 장기에 쌓여있는 체지방을 제거하기가 무척 어렵다. 어려운 정도가 아니라 제거가 안된다 해도 과언이 아니다. 우선 식습관을 바꿔야 한다. 효소가 존재하지 않는 육류, 인스턴트식품, 가공식품, 캔 음료 등의 음식의 섭취를 삼가야 하며, 효소가 많이 들어있는 야채, 과일의 섭취를 늘려야 한다.

지방분해효소의 부족으로 인해 비만이 된다. 그러므로 효소를 많이 공급해야 한다. 비만인 사람의 경우 지방조직 내에 리파아제 효소의 양이 줄어들어 있다. 리파아제 는 지방을 저장하고 분해하는데 도움을 주는 효소이다. 리파아제가 부족하게 되면 지방은 동맥이나 모세혈관에 지방을 정체시키고 축적시켜 혈관에 문제를 일으키게 되고 특히 심장에 영향을 미쳐 위험한 상황에 처하게 되는 경우가 많다. 효소가 없는 음식의 섭취로 미국 내 사망률 1위는 심장병이다.

가공 조리된 음식의 섭취로 뇌하수체와 췌장의 기능이 저하되고, 오장육부의 기능도 저하되고 갑상선기능에도 이상이 생겨 비만이 되게 된다. 생명을 유지하는데 중요한 혈액을 순환시키는 심장에 문제가 발생하지 않도록 체지방을 줄이고 혈액을 정화시켜야 한다.

비만을 해결하는데 절대적으로 건강을 해치지 않아야 한다.

효소 다이어트

비만으로 수많은 다이어트를 시도 해본 사람들이 적지 않다. 하지만 육체적 정신적으로 많이 힘든 상태가 지속이 되고 다이어트라고 하는 것은 모두 해봤다고 하지만 성공한 사람은 극소수에 불과하다. 하지만 효소에 의한 다이어트를 시행한다고 하면 원하는 만큼 빠른 기간 내에 성공할 수 있다. 아주 작은 양으로도 아주 강한 단맛을 내는 데는 효소가 필요하다. 효소를 이용하여 강한 단맛을 만들어 낼 수 있는데 이는 엔도펩티다아제와 엑소펩티다아제라는 효소를 이용하면 된다. 또한 지방을 분해하는 효소가 체내에서 활성화가 되면 과한 운동을 하지 않고도 지방분해가 되기 때문에 내장지방을 없애 체지방이 감소하여 요요현상이 없는 다이어트를 할 수 있는 것이다.

올바른 다이어트를 위한 제안

첫째, 체중감량이 아닌 체지방을 제거하는데 중점을 둬야 한다.

둘째, 체내의 쌓여있는 독소를 깨끗하게 제거해야 한다.

셋째, 요요현상이 일어나지 않도록 해야 한다.

그러기 위해서는 과격한 운동이나 굶는 다이어트를 시행해서는 안 된다. 소식을 하고 발효식품을 많이 섭취하고 적당한 운동을 하면 된다.

효소는 인체의 생명을 유지하는데 중요한 작용을 하기 때문에 몸의 상태를 정상적으로 회복되게 하면 저절로 비만은 해결되게 되어 있다. 인체에 전체적으로 작용할 수 있는 복합 활성효소를 섭취하게 되면 효소 부족으로 발생되는 질병을 예방할 수 있고, 질병의 치유에도 도움이 되며 오장육부가 건강해지게 되면 당연히 비만도 해결된다.

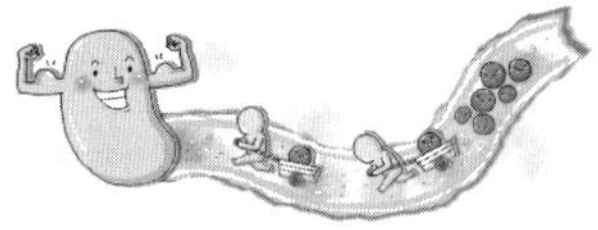

PART 7

효소와 면역

질병은 면역체계의 문제로 나타나게 되는데 대부분 몸이 냉해서 질병이 나타나게 되는데 몸이 차가워지면 면역력도 저하된다. 면역력을 높이는 데는 여러 부분과 관련되어 있지만 중요하게 작용하는 것 중 하나는 효소의 역할이다.

자연을 거슬리는 식습관의 문제로 효소가 공급되지 못하는 식생활 습관으로 인해 면역체계에 문제가 발생되고, 과식이나 폭식으로 인해 많은 효소들이 사용되어짐에 따라 몸의 면역력도 약해져 가고 수 많은 질병들이 발생하게 된다. 몸에 문제가 생기면 식욕저하 현상이 나타나는데 이것은 체온을 높여 면역기능을 향상시켜 질병을 해결하려고 하는 인체의 생리적인 작용이다. 동물들도 병이 생기면 아무것도 먹지 않은 상태에서 질병이 치유되어 나타난다. 체온을 따뜻하게 하는 방법은 적당한 음식 섭취와 많은 발효식품 섭취, 적당한 운동이다. 이렇게 하면 면역기능도 향상된다.

오래된 면역시스템으로 작용하는 장(腸)

새로운 면역으로 작용하는 곳은 흉선과 골수이다. 그러나 이 흉선과 골수는 20대가 지나면서 퇴화되기 시작하며 그 이후로는 오래된 면역시스템이 작용하게 된다. 오래된 면역시스템으로 작용하는 장기 중에 중요한 것은 장(腸)이다. 먹은 만큼 배출해야 하는데 많은 양을 섭취했는데도 불구하고 배설을 하지 못해 체내에 독소가 쌓여 면역기능을 저해하게 된다. 장의 건강이 몸의 건강과 상호작용을 하게 된다. 그러므로 장이 부패되지 않고 독소가 쌓이지 않도록 관리해야 한다. 우리 인체는 유기적인 관계이기 때문에 이 독소의 문제로 인해 오장육부의 전체적인 문제로 나타나게 된다.

면역기능을 정상적으로 회복하기 위해서 장을 깨끗하게 하고 체온을 따뜻하게 해야 한다. 장을 깨끗하게 하고 체온을 올리는데 가장 좋은 방법은 굶는 것이다. 우선 장이 부패되지 않도록 하기 위해서는 부패되기 쉬운 음식들을 섭취하지 않아야 한다. 인스턴트식품, 육류, 가공식품, 커피, 술과 담배 등 이러한 것들은 장을 부패시켜 모든 질병의 원인으로 작용하게 된다.

장내의 유익한 균이 많아지게 하고 면역력을 높이기 위해서는 활성도가 높은 효소 섭취와 천연 비타민, 미네랄, 식이섬유 등을 충분히 섭취해야 한다.

면 역

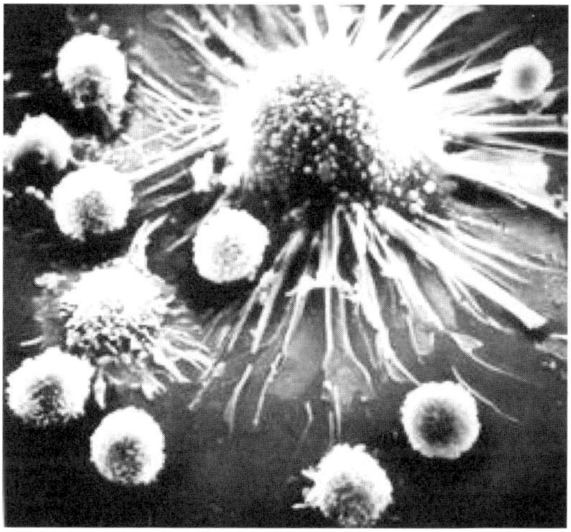

면역은 체내에 이상을 감지하여 인체를 지키고 이상 발생시 치유하려는 상태를 조절하는 것이다.

암은 면역억제의 극한 상태에서 발생하는 병이고, 암세포는 건강한 사람에게도 매일100만개 생성된다.

암환자는 임파구의 비율이 백혈구 전체의 30%미만이기 때문에 면역이 억제, 정상적인상태 35%의 비율을 유지, 임파구가 30%가 넘으면 암세포는 줄어들기 시작한다.

신구면역시스템

- 오래된 면역 : 비교적 초기에 성립된 면역시스템
- 새로운 면역 : 새로운 단계에서 성립된 면역시스템
- 면역은 어디에 있을까? 임파구가 있는 장소
- 임파구 : 흉선에서 만들어져 임파절과 비장으로 보내진다. 인체내에 면역이 있는 장소는 또 있다. 아가미(상부소화관), 장관, 피부도 면역으로 중요한 역할을 담당하고 있다.

새로운 면역

흉선에서 임파구가 만들어진다.

임파절, 비장으로 보내지는 것

임파절(악하, 액와, 서혜부), 흉선, 비장

외부에서 들어온 이물질, 즉 항원에 대해 싸우는 힘은 새로운 면역이 담당한다.

오래된 면역

누선, 이하선, 편도, 악하선, 유선, 간장, 장관, 충수, 자궁 등이 오래된 면역으로 작용을 한다. 오래된 면역시스템은 체내 이상을 감시한다. 과립구처럼 삼켜서 처리하는 임파구도 있다.

흉선 이외에서 만들어진 T세포가 오래된 면역시스템으로서 작용, 1960년대 이후 간장과 장관에서도 만들어진다는 것이 밝혀졌다.

암, 만성병, 난치병이 오래된 면역시스템과 관련이 있다.

나이가 들면 오래된 면역시스템이 주도적으로 활동하게 된다 ☞새로운 면역시스템의 중심인 흉선은 20세 무렵까지는 커지지만 그 이후에는 작아진다. 임파절, 비장도 나이가 들면서 위축, 이에 비해 오래된 면역시스템의 중심인 소화관과 간장, 외분비선의 임파구는 활발해진다.

질병의 원인인 스트레스를 받을 때 일어나는 체내이상은 오래된 면역이 담당한다.

면역강화를 위한 올바른 식이요법

⇒ **반드시 식물 영양이어야 한다.**

동물성 단백질 섭취시 소화 분해 능력이 약하며 또한 "프로스텍렌던"이라는 호르몬이 발생하여 면역시스템을 저하시킨다.

⇒ **건강한 식물 영양이어야 한다.**

무자극 무독성으로 신경계를 자극하여 손상시키면 안 된다.

⇒ **완전한 식물 영양이어야 한다.**

오렌지 속의 비타민C는 3차원의 구조로 완전한 결합구조이지만 화학적 추출은 1차원의 구조로 불완전하며 지속적 섭취시 부작용 초래.

⇒ **다양한 식물영양을 섭취해야 한다.**

15가지 이상의 다양한 종류의 식물을 섭취해야 한다.

⇒ **식물화학물질(Phytochemicals)이 많아야 한다.**

자외선이나 환경으로 부터 자신의 생명을 지키기 위해 만들어 내는 물질로 동물의 면역체계와 같은 역할을 한다.

⇒ **세포의 손상된 DNA를 복구할 수 있는 영양이어야 한다.**

손상된 DNA를 복구시키는 것은 효소의 작용에 의해 일어나기 때문에 효소가 풍부한 야채 과일 위주의 식생활습관이 중요하다. 발효 효소를 체내에 공급해줌으로 인해 보다 빠른 복구가 일어나기 때문에 질병의 예방과 치유에 효과가 있다.

PART 8

효소와 영양

영 양

당질영양소~탄수화물

세포가 의사소통을 하지 않으면 생명은 유지될 수 없다.

세포의 정보전달을 담당하고 있는 것이 "당사슬"이다.

각 세포에 필요한 에너지 비타민, 미네랄, 효소가 충분히 공급되어도 "당사슬"이 없으면 건강을 유지할 수 없으며 효소와 유전자도 제대로 기능할 수 없다. 그러나 이러한 당사슬을 형성시키는 중요한 역할을 수행하는 것이 효소의 작용에 의해 일어난다.

음식을 아무리 많이 섭취하더라도 영양소는 편중되어 있으며 영양소도 부족하다.

균형 있는 영양섭취와 소식습관을 가져야 한다. 식습관을 바꿔야 운명이 바뀐다.

영양소인 – 탄수화물, 지방, 단백질 + 무기질(미네랄)과 비타민은 전해질 균형에 필수적인 물질, 수분, 체액, 혈액의 삼투압유지, 혈압유지, 심장운동 배뇨 등의 작용에 필수적인 요소들이다.

영양소는 체내에서 자연스럽게 생성되는 생리물질의 생합성을 유도하기 위해서 생리물질의 생합성에 필요한 영양물질만을 공급하여, 신체의 외부에서 들어오는 약물과는 비교가 안 될 정도로 무해하고도 강력한 약과 같은 작용을 하는 생리물질을 신체 스스로가 만들어 신체의 부조화를 근본적으로 개선함으로써 질병의 치유하는 것이다. 인체는 60조~100조개의 세포로 구성되어 있고 각각의 효소의 작용에 의하여 300만 건이나 되는 생화학반응(1효소 1생화학반응)을 하여 신진대사가 이루어지고 있다.

이들 세포 하나하나는 전부 산소를 필요로 한다. 인체세포의 주재료는 단백질이며 인체세포벽은 불포화지방산으로 구성되어 있다. 효소는 단백질, 비타민, 미네랄, 엔자임 등을 의미하며 생명활동의 기초를 이루고 있다. 우리 인체 내에서 생명의 유지와 성장을 위하여 1일 300만 건 이상의 다양한 생화학반응이 이 효소의 작용에 의하여 일어나고 있으며 효소는 이러한 모든 생화학 반응을 촉진, 매개하는 생체촉매의 역할을 한다.

효소가 많이 들어있는 생식을 통한 균형 잡힌 식단과 효소보조제를 통한 많은 양의 효소를 섭취하는 식습관을 가지는 것이 건강의 지표가 되며, 균형 잡힌 식생활을 함으로서 세포가 원하는 모든 영양소를 골고루 우리 몸에 공급할 수 있다.

항산화작용으로 뇌세포, 뇌혈관, 심장세포, 근육의 노화를 방지하는 물질과 식품

Vitamin A : **과산화지질 생성억제, 눈에 영향.**

☞ 장어, 미꾸라지, 당근, 시금치, 호박, 고구마, 고추, 녹황색채소, 버섯, 파래, 김.

Vitamin B_2 : **과산화지질 생성억제 분해하여 동맥경화를 방지.**

☞ 어패류, 효모, 시금치, 배아

Vitamin C : **항산화 작용으로 심장근육과 혈관내피세포, 간, 신장 세포를 보호하고 출혈방지**

☞ 감잎차, 시금치, 녹차, 고추, 연근, 레몬, 귤, 딸기

Vitamin E : **불포화지방산의 산화를 억제하고 중금속 축출한다.**

☞ 콩류, 아몬드, 해바라기씨, 잣, 식물성기름, 장어, 정어리.

비타민

비타민은 13종류가 있다.

• 지용성 비타민 : 비타민 A, D, E, K

• 수용성 비타민 : 비타민B_1B_2B6, 나이아신, 판토텐산, 엽산, 비오틴, Q.

최근 비타민P, B15, B17, U 등의 비타민 물질도 비타민에 첨가 되었다.

비타민은 모두 중요하지만 특히 항산화 비타민으로 알려진 Vitamin C와 E에 주목해야 한다. ⇒ 비타민C는 수용성이고, E는 지용성이라 체내에서 일하는 장소는 다르다. 불포화지방산의 산화를 막는 것이 비타민E이다.

코엔자임Q10

비타민E는 같은 지용성 기능 영양소 코엔자임Q10에서도 전자를 받아 부활할 수 있다. 코엔자임은 보효소의 의미로 효소의 기능을 보좌하는 역할을 한다. 코엔자임Q10도 항산화작용을 하며 비타민C가 파고들어갈 수 없는 지질 속에서 활약한다.

심장세포에 중요한 물질로 심장의 정상적인 기능에 필수적인 기능성 영양소이다. 이것은 당사슬에 필요한 단당류를 포도당 등에서 합성할 때도 필요하다.

Vitamin D

칼슘 흡수와 뼈의 침착에 필요한 비타민, 중년 여성에게 많은 골다공증 예방에 필수적이다. 자외선을 받으면 콜레스테롤을 재료로 피부에서 만들어지므로 햇볕을 자주 쬐는 사람은 필요량의 절반 정도를 보충할 수 있다.

폴리페놀

노화방지물질

과일이나 채소가 갈색으로 변하는 갈변반응의 원인물질이다.

붉은 포도주, 녹차, 깨, 사과, 우엉, 머위, 연근.

핵 산

노화방지 물질, 활성산소 억제, 신, 심, 뇌혈관세포를 보호한다.

콩류, 두부, 된장, 멸치, 고등어, 꽁치, 정어리, 조개류, 버섯류

간(肝)에서 핵산이 합성되지만 노화되면서 합성력이 떨어지므로 핵산을 함유한 음식을 섭취하여 활성산소의 피해를 줄여야 한다.

글루타치온

맥주 효모 등에 들어있는 성분으로 간의 해독작용과 지질생성을 억제하여 지방간을 방지

Vitamin B_1(티아민)

당대사에 관여

효모, 밀기울, 굴, 표고버섯

나이아신

비타민B복합체

뇌신경계, 소화기계, 피부질환의 회복을 돕는다.

커피, 돼지고기(살코기), 닭고기(껍질벗긴것), 생선

판토텐산(B5)

에너지 대사에 관여하며 항체형성 촉진

항스트레스 작용, 나트륨 배설 촉진하여 혈압을 강하.

콩류, 견과류, 마, 현미, 보리, 간 등

옥사코사놀

전신의 신진대사 촉진, 지구력 증진, 철새의 수만리 비행의 원동력

사과와 포도의 껍질, 밀기울, 밀베아, 쌀겨

Vitamin B12

신경섬유의 수초 형성에 관여하므로 신경계에 영향, 뇌졸증으로 인한 기억력 저하, 정신혼돈, 신경통 증세에 유효.

조개류, 생선.

비오틴

유황성분 함유 ⇒ 장내 미생물에 의해 합성. 동, 식물에 널리 분포, 특히 신(腎), 간(肝)에 다량 함유. 부족시 지방축적과 탈모현상이 일어남.

계란, 우유, 버섯류, 채소, 과일

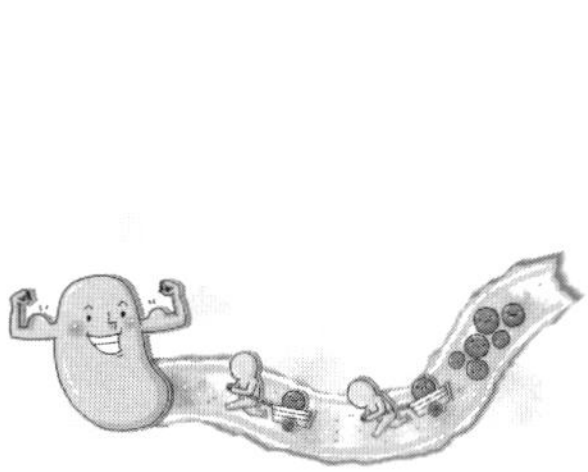

PART 9

효소의 인체작용 및 필요성

효소는 에너지 언덕을 낮춘다.

인체 내에서는 화학반응이 외부에서 보다 신속하게 일어날 수 있도록 하는 역할을 효소가 한다. 신속한 화학반응을 하기 위해 에너지 언덕을 낮추는 장치가 있는 것이다.

정상적인 체온과 약 1기압 정도에서 화학반응이 잘 일어난다.

음식을 섭취하여 소화가 잘되게 하고 화학반응의 결과 포도당이 세포에서 쉽게 분해되는 것도 효소가 에너지 언덕을 낮춰주기 때문이다.

질병 예방과 치유의 효능을 강화하기 위해서는 에너지 언덕을 낮출 수 있는 강력한 힘을 가지고 있는 효소 섭취가 반드시 필요하다.

효소작용의 메카니즘

효소의 형태는 둥근 공 모양이며, 크기는 효소의 종류에 따라 분자량이 다르며 일반 화학물질과 비교해보면 거대분자라고 할 수 있는데 일반적인 효소의 크기는 5~20nm이다. 효소에는 활성 중심인 움푹 들어간 부분이 있는데 활성중심은 기질을 포착하여 반응을 촉진하는 부분으로 효소의 작용에 꼭 필요하다. 활성중심에 포착된 기질만이 효소의 작용을 받게 되는 것이다. 효소의 활성중심에 기질이 들어가면 효소의 구조에 변화가 나타나게 된다.

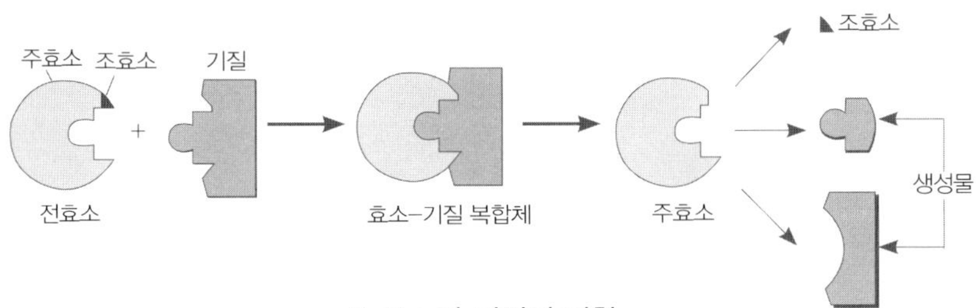

❀ 효소와 기질의 결합

효소의 반응

효소는 상온, 1기압의 중성에서 일반적으로 반응한다. 효소는 아주 빠른 속도로 반응을 하는데 대략 10^7~10^{20} 정도의 빠르기로 반응을 하는 촉매

❀ **효소** 컴퓨터로 재구성한 효소

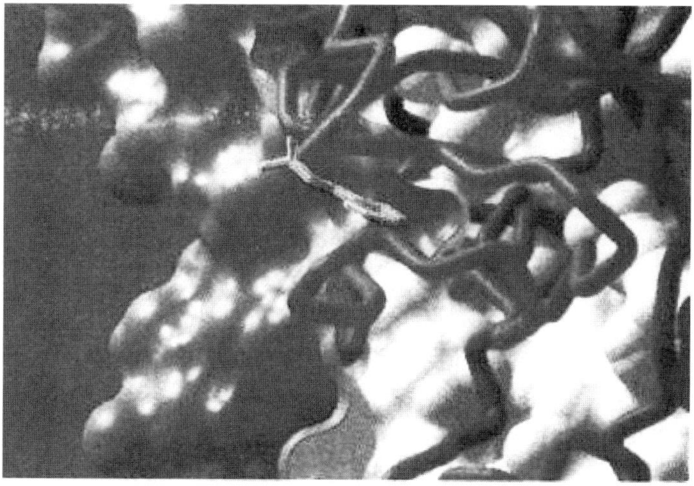

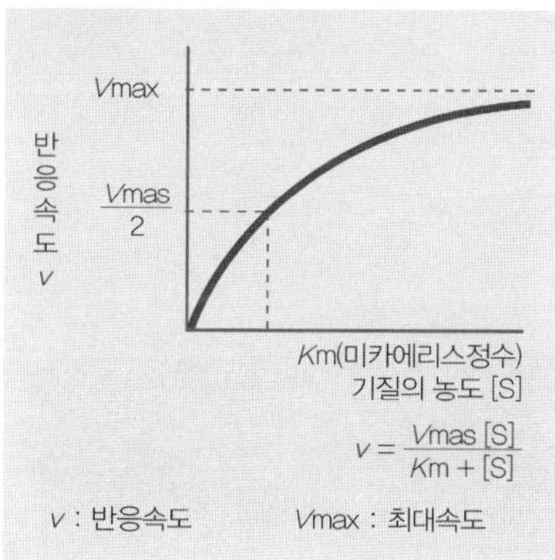

❀ **효소반응 속도**

작용을 한다. 10^7의 빠르기는 1000만 배에 해당하는 빠르기이다. 쉽게 설명한다면 1000만 시간이 소요되는 반응을 효소는 한 시간에 진행할 수 있다는 것이다. 인체 내에서는 산화 반응이 자주 일어나는데 산화반응의 결과로 과산화수소가 발생하게 되는데 이 과산화수소는 소독약이다. 이러한 독소가 체내에 존재하게 된다면 인체는 상당한 문제가 발생할 수 있게 되는데, 체내에는 과산화수소를 분해하는 카탈라아제라는 효소가 있는데 이 카탈라아제 효소가 과산화수소 분자를 1초에 9만개를 분해하는 능력을 가지고 있다.

또한 탄산무수화효소는 1초에 60만개 정도의 이산화탄소와 물을 반응시킨다. 이러므로 이산화탄소는 탄산 무수화 효소에 의해 탄산이온으로 바뀌어 혈액에 녹아들어 정맥을 통해 폐로 들어가는데 이러한 경우 효소가 없는 경우와 비교하면 10^7의 빠르기로 반응한다.

충치예방에 도움이 되는 효소

충치의 원인은 스트렙토코커스 뮤탄스 균은 포도당들이 결합한 점착성 포도딩 중힙체인 텍스트린을 만드는데, 이것이 바로 치석이다. 치석에 균이 번식하여 젖산 등을 만들어 치아의 에나멜 층을 부식시키면 충치가 된다. 그러크로 텍스트란을 분해하는 효소를 이용하면 충치를 예방할 수 있는 것이다. 텍스트란을 분해하는 효소는 덱스트라나아제이다. 그러므로 평소 효소가 많이 들어있는 식생활 습관을 바꾼다면 충분히 치석과 충치를 예방할 수 있다.

최강동안, 아름다운 피부는 효소가 답이다.

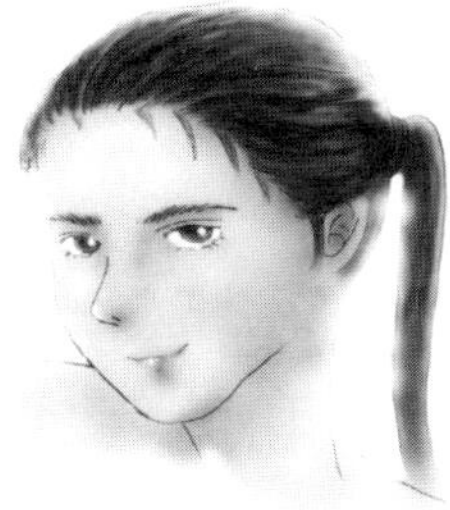

피부의 면적은 성인의 경우 손바닥 면적의 100배 정도 되는 넓이로 약1.6㎡이다. 피부 표면은 가는 홈이 종횡으로 펼쳐져 무수히 작고 불규칙한 마름모꼴 또는 삼각형 등이고 수많은 땀구멍과 털구멍이 있다. 피부 표면 표피의 각질층은 약 27일마다 한 번씩 새로운 것으로 교체되기 때문에 때밀기를 자주하는 것은 새로운 각질층이 제대로 자리 잡기 전에 새로운 피부로 되는 것을 강요하게 되는 것이나 마찬가지이기 때문에 피부를 약화시키는 요인이 되므로 과도하게 때를 자주 미는 것은 좋지 않다. 피부감각은 피부표면에 점상으로 분포되어 있는 감각점들에 의해 일어나는 데 그 수는 1㎤당 촉점은 25, 온점은 0~3, 냉점은 6~23, 통점은 100~200이다. 피부가려움은 통각 수용기에 대한 약한 자극이 계속되는 경우 일어나는 현상이며 간지럼은 촉각의 변형이라고 하기도 한다. 그러나 가려움은 대체적으로 혈액의 순환이 제대로 되지 않거나 간 기능의 저하로 나타나기도 한다. 피부는 내장의 거울이다. 직접적인 외부의 자극에 의한 것과 내분비질환이나 신경계, 당뇨병 등 각종 내장질환에 의해 피부가 거칠어지거나 가려움증과 같은 증상이 나타난다. 과도한 스트레스에 의해서도 나타난다. 과도한 햇빛에 노출이 되거나 나이를 먹게 되면 기미나 주근깨가 늘어간다. 피부의 멜라닌 색소는 햇빛을 흡수하여 티로시나아제의 활동으로 아미노산의 일종인 티로신으로부터 멜라닌 세포가 활성화되어 피부가 검어지는 반응이 나타나게 된다. 이러한 반응을 억제하는 물질이 코지산인데 코지산은 누룩을 제조할 때 나오는 부산물로 항균성이 강하며 세포내의 티로시나아제에 직접 작용하여 활동을 억제한다. 또한 알부틴도 멜라닌 색소의 발생을 억제하는 효과가 있다. 그리고 단백질 분해효소인 프로테아제와 지방 분해 효소인 리파아제는 피부의 노폐물을 제거하는데 효과가 있다. 체내의 내장지방 및 독소를 제거하게 되면 아름다운 피부를 만들 수 있게 되므로 효소가 많이 함유되어 있는 야채, 과일, 천연색소가 함유되어 있는 것들을 많이 섭취하는 것이 좋다.

PART 10

효소결핍의 원인 및 증상

효소부족의 원인

① 연령과 함께 자연적으로 인체에 이롭게 작용하는 균의 수와 종류가 줄어든다.

② 장내의 알칼리와 산의 균형이 변화한다.

③ 약국 등에서 가볍게 구입할 수 있는 비스테로이드계의 항염증 약을 사용한다.

④ 염소 처리된 음료수를 마신다.

⑤ 방사선치료와 항암치료를 받는다.

⑥ 소, 돼지, 닭의 고기에 잔류한 항생물질을 섭취한다.

⑦ 육류와 고지방식 등 소화흡수가 어려운 식사를 한다.

⑧ 변비 설사.

⑨ 흡연과 음주, 스트레스

⑩ 항생물질을 복용한다.

효소 결핍 부족의 원인

체내의 효소가 갖춰야 할 조건인 알맞은 ph, 적당한 보조효소, 습도 단백질 등을 갖춰야 한다. 이 조건이 갖춰지지 않으면 효소감소와 활성저하로 장기 기능이 약화된다.

직 간접적으로 효소를 감소시키는 것들은 공해, 식수, 토양 등의 오염, 화학비료, 농약, 가공음식, 색소 등으로 효소 감소 및 활성을 떨어트려 세포활력 저하를 가져오게 된다.

효소의 결핍 증상

▶ 식물효소의 결핍은 언제 생기나?

– 조리되거나 가공된 식품 위주의 식사를 할 때 생기고,

– 염증, 췌장비대, 알레르기 증상을 보이고,

– 염증으로 기관지염, 축농증, 방광염, 비염 관절염 등 발생

▶ 음식을 소화시키지 못하고 장에 머무르게 한다.

– 음식물이 독성 물질로 전환되고 해독을 위해 간으로 보냄.

▶ 간이 무리하게 되면 혈액을 충분히 해독하지 못함.

– 독성물질 중 페놀류가 알레르기, 여드름, 좌골신경통 등 발생.

효소 : 인체 작용

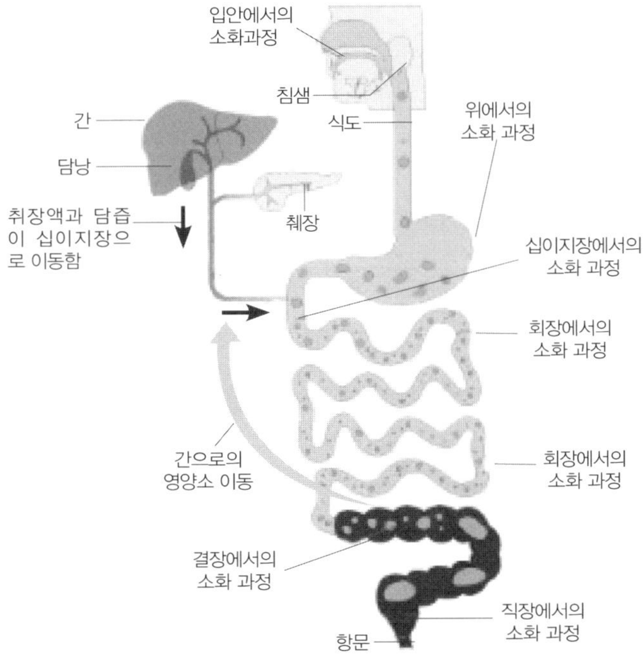

▶ 소화, 흡수 작용

– 음식물이 입으로 들어가면 여러 종류의 효소가 나와 영양소를 분해하여 흡수하기 쉬운 상태로 만들어 세포에 영양분 장기의 에너지로 흡수시키고, 소화 흡수기관에서 여러 가지 효소를 만들어 혈액을 통해 몸의 필요한 곳에 보낸다.

▶ 분해, 배출 작용

– 병이나 염증 부위의 오물이나 세포에 쌓인 공해물질 등 각종 노폐물을 분해하여 땀이나 소변으로 몸 밖으로 배출.

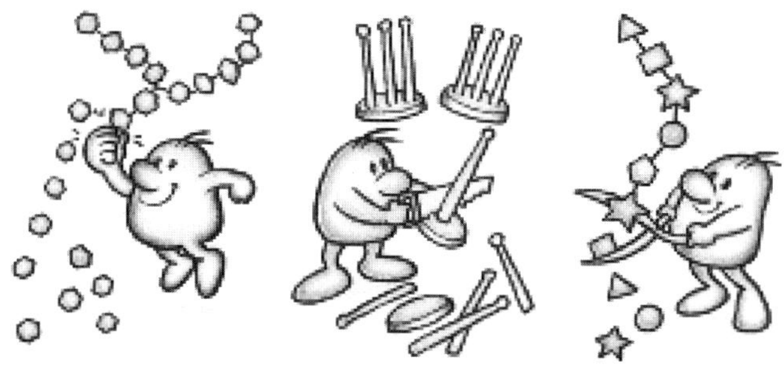

(가) 녹말 분해 효소 (나) 지방 분해 효소 (다) 단백질 분해 효소

▶ 항염, 항균 작용

– 염증이 생기면 효소가 백혈구를 운반하고 그 활동을 도와 상처 입은 세포에 치유력을 높여주고 염증의 소염작용을 한다.

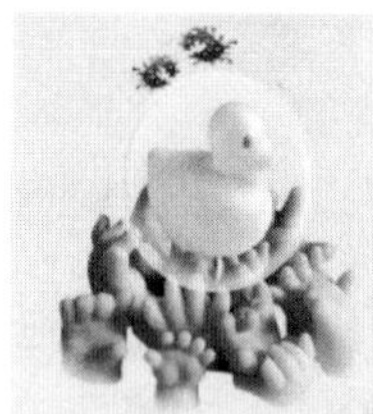

▶ 해독, 살균 작용

– 효소는 **간 기능을 강화시켜** 외부에서 들어온 독소를 해독, 화농균에 대하여 항생물질 이상의 **강력한 살균력**이 있다.

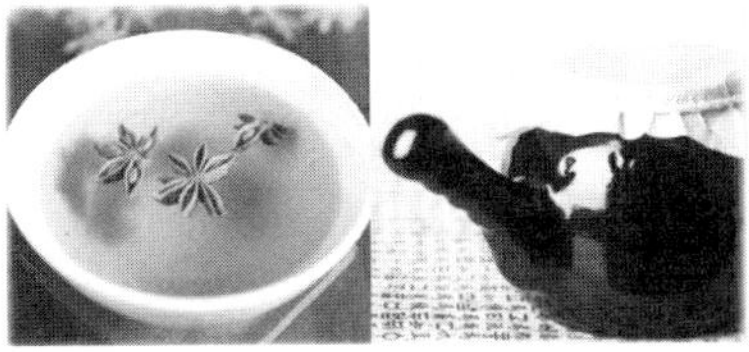

▶ 혈액 정화 작용

– 혈액 속에 독소와 이물질, 노폐물을 분해 배설시키고 혈액 속 많은 콜레스테롤을 용해 조절하여 건강한 약 알칼리성 혈액으로 개선시킨다.

▶ 세포 부활 작용

– 세포대사기능 활성으로 세포와 새로운 세포를 신속히 교체한다.

▶ DNA 복구 작용

– 손상되거나 잘못 결합된 DNA를 찾아 잘라내고 연결시켜주는 작용을 하여 정상적인 DNA구조로 만들어주는 작용을 한다.

효소요법의 적응

▶ 효소요법 적응

① 특정한 음식에 대한 알레르기 반응이 있다.

② 구취가나고, 방귀나 변에서 독한 냄새가 난다.

③ 변비, 설사 등 배변이 불규칙적이다.

④ 위가 더부룩하거나 소화불량이 자주 발생한다.

⑤ 뚜렷한 이유가 없이 두통이 있고, 어지럽고, 눈이 침침하다.

⑥ 몸의 여러 곳을 옮겨 다니면서 자주 쑤신다.

⑦ 늘 피로하고 기운이 없고, 머리가 아프고, 현기증이 난다.

⑧ 지나치게 수면 욕구가 있다.

⑨ 피부 트러블, 발진, 종기, 여드름, 뾰루지, 두드러기 등이 일어나고 아토피 또는 알레르기 체질이다.

⑩ 만성 퇴행성질환이나 생활 습관성 질환이 있다.

⑪ 치성질환이 있다.

⑫ 갑자기 체중이 늘거나, 이유 없이 체중이 감소한다.

⑬ 눈이 맑지 않고, 얼굴이 깨끗하지 못하다.

⑭ 몸에서 피가 나고 헛구역질을 한다.

⑮ 술을 자주 마시고 숙취가 오래간다.

⑯ 약을 오래 동안 복용한 경험이 있다.

⑰ 고혈압이나 당뇨가 있다.

⑱ 옆구리 또는 어깨 결림 현상이 있다.

⑲ 명치 아래 우측 부분이 가끔 뜨끔거리고 더부룩하다.

⑳ 다리가 붓거나 헛배가 부르다.

체내에 효소가 부족하면?

체내 효소가 부족하게 되면 "면역력 저하로 질병 발생률이 높아지고 자연 치유력 저하 현상이 일어난다."

▶ 탄수화물 소화 효소가 부족하면?

– 종기가 자주 발생하고 습진, 검버섯 등 피부병 발생

▶ 단백질 소화 효소가 부족하면?

– 감정기복심화, 우울증, 불면증, 칼슘저하, 관절염, 골다공증 등이 발생된다.

▶ 지방소화 효소가 부족하면?

– 콜레스테롤을 높게 하고 지방의 축적을 쉽게 한다.

염 증

염증이 일어나면 치유과정이 동시에 시작된다. 따라서 췌장효소는 이 염증반응을 촉진시킴으로 해서 치유의 속도를 더 빨리 진행하도록 도와준다. 육상선수 같은 운동선수에게 운동 전에 이 효소요법을 미리 사용하면 외상 등에 의한 치유를 더욱 빨리 촉진시킨다.

바이러스성 질환

바이러스에는 단백질이 주성분인 외피층이 존재하는데 췌장효소가 바로 이 보호막을 파괴시켜 바이러스를 공격한다.

또한 바이러스 감염에 의해 증가한 순환면역복합체(CIC)를 감소시키는 역할을 한다. 면역력 저하에 의한 대상포진 바이러스 감염에 이 효소치료가 효과적이라는 것을 밝혀냈고, 에이즈 바이러스에 의한 면역 결핍 상태를 중화시킬 수 있다.

다발성경화증

다발성 경화증의 원인은 알려져 있지는 않으나 신경세포의 탈수초현상을 특징으로 하는 병이다. Dr.Solorzano의 환자사례보고에 의하면 이미 걷지 못해 휠체어에 의존하는 발성경화증환자에게 효소요법을 시행한 결과 1개월 이내에 힘이 생겨났고, 혼자 옷을 입을 수 있게 되었고, 3개월 후에는 힘들지만 혼자 걸을 수 있게 되었으며, 6개월 후에 모든 증상이 사라져 건강한 사회생활을 영위할 수 있게 되었다고 한다.

암

췌장효소는 다음과 같은 여러 가지 기전을 통해 암의 치유를 돕는다. 먼저 이 효소는 암세포 표면에 있는 항원의 모습을 드러내 준다. 이렇게 되어 인체에서 외부물질이라고 인식하게 만든다. 이렇게 만들어진 항원항체의 면역복합체를 파괴하는 능력을 가지고 있다. 또한 췌장효소는 암세포 치유에 도움이 되는 자연살해세포(natural Killer cell), T-세포 및 종양괴사인자(TNF)의 생성을 촉진시킨다. 그리고 췌장효소는 암 조직 내로 들어가 암세포의 재생기에 작용하는데 이 시기는 암세포가 잘 파괴되는 시점이기도 하다. 비타민A는 이런 효과를 증진시켜준다.

몸에서 효소가 아주 중요한 역할을 한다. 암환자의 혈액에 효소를 공급하게 되면 암과 싸우는 것을 도와준다. 이런 효과는 여러 가지 식물과 동물로부터 얻은 효소를 복합 처방하면서 발견하게 되었다. 효소의 결핍은 병을 유발하며, 빨리 늙게 한다. 체중조절과 배변의 조절이 중요하고, 이를 위하여 적절한 식이요법을 시행하여야 한다. 생선과 신선한 과일과 채소의 섭취는 늘리고 동물성 지방은 줄이며 효소를 결핍시키는 흡연과 과도한 커피의 섭취는 제한하고 효소의 작용에 중요하다고 알려진 비타민과 미네랄을 균형 있게 공급하여야 한다. 이러한 조치가 혈관질환, 림프종, 대상포진, 상처, 염증질환에 효과가 좋다.

암이나 난치병과 같은 질병의 치료에 보조요법으로 효소가 쓰이고 있고 또한 건강한 사람이라고 해도 건강의 지속적인 유지와 노화의 지연을 위해 효소를 섭취해야 한다. 특별한 질병이 없어도 피로회복이나 건강을 위해 비타민제를 복용하는 것과 같이 효소를 섭취해야 한다.

일반적으로 우리가 섭취하는 음식은 고분자음식이다. 고분자음식은 체내에서 영양흡수기간이 길어지는데 이 기간이 길수록 암세포에 영양흡수가 많이 되게 되어 암세포가 증식된다. 그러므로 최대한 저분자 음식을 섭취하는 것이 암세포로의 영양공급을 최소화시키고 정상세포로의 영양흡수를 증가시키게 할 수 있으므로 저분자 음식인 발효식품을 많이 섭취하는 것이 좋으며, 평소 소식을 하고 오랫동안 씹어 먹는 식생활습관으로 바꿔야 한다.

일부 선천적으로 특정효소가 결핍된 상태로 태어나는 경우도 있지만 대체로 어렸을 때나 청소년기에는 우리 몸속의 효소보유량이 풍부하다. 소화효소의 분비도 충분하다. 그러나 늙어갈수록 소화흡수에 어려움을 겪게 된다. 또한 혈액순환이나 면역과 관련한 효소의 양도 풍부하여 청소년기에는 중풍 등의 혈액순환관련 질병도 거의 없고 감기 등의 병에 걸려도 노인들보다 빨리 낫는다.

그러나 나이가 들면서 효소의 함유량은 급격히 줄어들어 몸의 신진대사가 확연히 떨어지게 된다. 실제로 조사한 바에 의하면 침 속의 효소가 60대에는 20대에 비해 30분의 1정도이다.

이와 같이 효소가 부족한 상태에서는 병에 걸렸을 때 약을 처방하여도 제대로 듣지를 않는다. 즉 나이가 들수록 몸속의 효소보유량이 줄어들면서 젊었을 때는 없던 갖가지 퇴행성 질병이 생기고 약을 먹어도 잘 듣지 않는 만성질환인 경우가 많다.

만성질환을 다스리기 위해 항상 약을 먹어야 하는데 대부분의 약은 화학적으로 합성한 것이어서 부작용이 있는 경우가 많다.

약이 작용하고 난 후 분해 배출되어야 하는데 분해가 어려워 몸의 각 기관 특히 위장관, 간, 신장을 나쁘게 하든지 혈액순환과 면역계에 영향을 미쳐 이차적인 병을 유발하는 악순환을 겪게 된다.

따라서 효소를 보충하여 몸의 신진대사를 원활히 함으로써 자연치유력을 높여 주는 것이 질병 치유의 방법이 될 수 있다.

매일 배불리 먹여 키운 쥐는 하루 간격으로 단식을 하며 키운 쥐보다 암 발생 확률이 5배 이상 높게 나타났다. 과식을 하면 체온이 떨어지므로, 소식을 하며 오래 씹어 먹는 식습관으로 바꿔야 하고 암세포는 체온이 35도일 경우 가장 많이 증식하며 39.6도 이상이면 전멸을 한다. 그러므로 항상 체온이 저체온이 되지 않도록 혈액순환이 잘 이루어지도록 개선시키도록 노력해야 한다.

효소는 특정 증상을 없애기보다는 영양흡수, 염증제거, 혈액순환, 면역증대 등의 근원적인 체질을 개선하는 것이기 때문이다.

뇌질환

요즘 들어 뇌 관련 질환자들이 많이 발생되고 있는데 이는 식생활습관의 문제가 첫 번째 원인이다. 고단백질의 음식을 많이 섭취하게 되면 뇌혈관에 이상 단백질인 베타아밀로이드라고 하는 신생물질이 쌓여 뇌혈류를 방해하고 그러므로 인해 뇌세포에 손상과 변형이 일어나 뇌 관련 질환이 발생하게 된다. 중풍이나 파킨슨병, 알츠하이머, 케네디병과 같은 문제성 질환이 발생되는데 이를 해결하기 위해서는 고단백질의 음식섭취를 제한해야 한다. 뇌혈관에 생성된 베타아밀로이드 물질을 제거하기 위해서는 베타아밀로이드라제라고 하는 효소작용이 필요로 하다. 이 효소로 이상물질을 제거하고 다시 뇌혈관에 이러한 물질이 쌓이지 않게 식습관을 바꿔야 한다. 뇌혈관을 깨끗하게 유지하기 위한 음식으로는 마늘, 강황, 생강, 블루베리, 포도, 양배추, 자색고구마 등의 음식을 섭취하는 것이 좋다. 예전에는 인체에서 중요한 뇌세포와 심장세포는 재생되지 않기 때문에 이 부분

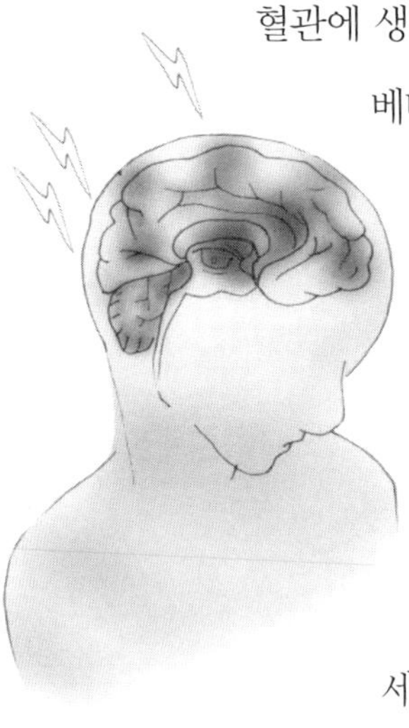

에 문제가 발생되면 어쩔 수 없이 치료 불가능하다고 대체적으로 알고 있었지만 최근에 뇌세포에도 줄기세포가 있어 새로운 세포가 재탄생될 수 있으니 효소를 많이 섭취하여 혈액을 정화시키고 세포를 부활시키면 이와 관련된 문제를 해결하는데 효과가 있다.

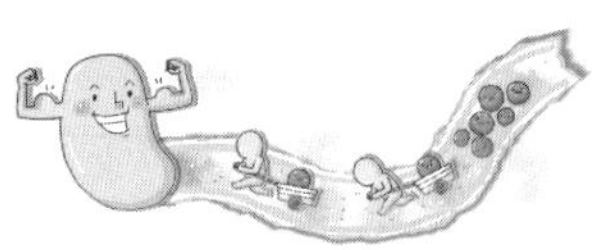

PART 11

효소와 유전자와의 관계

유전자 텔로머라제

노화의 지연과 질병의 예방을 위한 효소 "텔로머라제"

노화의 속도를 늦추게 하고 질병을 예방하기 위해서는 세포 내의 상처가 적게 일어나도록 유지하고 세포가 죽어가는 것을 최소화 하는 방법이다. 세포가 상처를 입고 죽어도 세포 분열에 의해 그 분량만큼 바로 보충될 수 있다면 되는 일인데 세포의 분열 횟수에는 한계가 있다.

세포 분열의 횟수의 한계는 염색체 끝 부위의 텔로미어의 길이로 결정된다. 텔로미어는 염색체의 말단에 있는 "TTAGGG" 라는 염기 배열의 반복

구조이다. 태어난지 얼마 되지 않는 아이에게는 이 염기 배열이 2000회 이상 반복되어 있다. 텔로미어는 세포가 분열할 때마다 조금씩 짧아지는데, 이 텔로미어가 어느 정도 짧아지면 그 세포는 분열을 정지한다. 텔로미어가 극단적으로 짧아지면 여러 다른 염색체가 말단끼리 서로 붙기 쉬어지는 상태로 되는데, 이 상태에서 비정상적인 염색체가 형성되어 세포는 정상적인 작용을 할 수 없게 되거나 죽게 되는데, 텔로미어가 짧아질수록 노화가 일어나고 질병이 발생하게 되는 것이다, 이 텔로미어를 늘여 분열 수명을 연장시키는 효소가 존재하는데 이것이 텔로머라제이다.

DNA에는 텔로머라제를 만드는 유전자가 존재한다. 그러나 이 유전자는 작동하지 않는 상태로 되어 있어 사람의 세포에는 분열 횟수의 한계가 발생되는 것이다. 이렇다면 텔로머라제의 효소를 외부에서 공급해준다면 세포 분열 수명의 한계가 없는 세포가 만들어지지 않을까 하는 생각이다.

DNA를 재조합하는 효소

DNA 재조합하는 기술은 효소의 작용에 의해 가능하다. DNA를 자르는 제한효소와 결합시키는 연결효소가 작용을 한다. 제한효소는 특정한 염기 배열을 인식하여 DNA를 절단한다. 그러나 자신의 DNA에 있는 염기 배열은 절단하지 않는 정교한 구조를 가지고 있다. 연결효소는 리가아제라고 하는데, 이것은 끊어진 DNA를 연결하여 완전한 DNA를 만드는데 작용한다. 몸속의 에너지원인 화합물인 ATP의 인산 결합을 가수 분해할 때 발생되는 에너지를 이용해 두 분자를 결합시킨다. 제한 효소와 연결 효소는 DNA 재조합에 꼭 필요한 물질이다.

DNA의 비밀

DNA를 생명의 실, 생명의 설계도, 유전정보의 저장고라고 한다. DNA는 뉴클레오타이드 라고 하는 구성단위가 수없이 연결되어 있는 거대분자이다. 염기는 아데닌, 구아닌, 시토신, 티민의 4종류가 있고 RNA는 4가지 염기 중 3가지는 같고 티민이 우라실(U)로 대체되어 있다. DNA는 자기와 똑같은 DNA를 복제하고 유전정보를 RNA형태로 전사시켜 이를 핵 밖에 있는 리보좀에 보내어 리보좀으로 하여 전달된 정보에 따라 정확하게 20개의 알파벳으로 된 단백질구조로 번역되는 유전정보 전달과정인 복제-전사-번역의 과정을 역할을 수행한다. 하나의 DNA가 자신과 똑같은 DNA를 복제하는데 약 70가지의 효소가 필요하다.

기능적인 측면으로 볼때 DNA는 단백질합성을 위한 정보의 저장고 라고 할 수 있다. DNA는 정보를 직접 전달하지 못하고 갖고 있는 정보를 mRNA로 바꾸어 필요에 따라 리보좀으로 보내 단백질을 합성하게 된다.

이 mRNA가 합성될 때 RNA중합효소에 의해 이루어진다. 세균감염으로 일어나는 염증을 치료하기 위해 사용되는 항생제중에서 엑티노마이신D나 리팜피신은 효소의 작용을 저해하는 물질이다. 이 효소 작용이 저해되면 DNA → mRNA과정이 차단되며 생존에 필요한 각종 단백질의 합성이 이루어지지 않아 세균들이 죽게 된다.

PART 12

질병치유의 근본적인 해결책은 혈액순환과 효소의 작용

혈 액

혈액은 우리 몸의 약10만km이상인 혈관을 흐르고 있으며 혈액량은 체중의 약8% 몸무게 1Kg당 80ml의 혈액량으로 60Kg일 경우 대략 4.5~4.8리터이며 하루에 1천회 이상 몸 전체를 순환한다. 혈액은 적색을 띠는 단순한 액체라고 생각할 수 있지만 아직도 현대의학이나 과학으로도 흉내 낼 수 없는 복잡한 구조를 가지고 있다. 혈액 중 혈구는 약45%를 차지하는데 이것은 적혈구, 백혈구, 혈소판으로 구성된다. 이 중에서 적혈구가 가장 많아 1리터의 혈액 내에 약450만~500만개가 있고 평균수명은 120일이다. 백혈구는 1㎣당 7000~8000개, 혈소판은 1㎣당 30만개 정도가 되어야 한다.

혈액이 적색을 띠는 것은 적혈구 내의 헤모글로빈 때문이다. 이 헤모글로빈은 식물의 엽록소와 거의 비슷한 구조를 가지고 있다. 나뭇잎이 가을이 되면 색이 변하는 것은 엽록소가 빠져 나가기 때문이다. 사람도 헤모글로빈이 적어지면 빈혈이 나타나는데 이때 얼굴빛도 노랗게 된다. 빈혈을 치유하기 위해서는 고단백질의 음식을 섭취할 것이 아니라 헤모글로빈의 구조와 비슷한 엽록소가 많이 들어 있는 야채 과일을 많이 섭취하는 것이 도움이 된다.

이러한 혈액이 잘못된 식습관으로 탁한 상태이거나 독소 등을 많이 함유하고 있는 상태에서 인체 내 모든 세포와 조직에 공급이 된다면 치명적인 문제가 발생될 수 있다. 생명을 배달하는 혈액을 얼마나 깨끗하게 하고 순환이 잘되게 하느냐에 따라 질병을 예방할 수 있고 치유할 수 있는 것이다. 그러므로 혈액을 탁하게 만드는 음식을 제한하고 깨끗하게 할수 있는 효소가 많이 들어있는 음식으로 식생활습관을 바꾸고, 독소가 많이 들어 있는 음식의 섭취를 제한함으로 건강한 삶을 영위할 수 있다.

혈액순환을 잘되게 하는 것이 건강의 비결

혈액순환이 잘되게 하기 위해서는 우선 혈액이 깨끗해야 하는 것이 최우선이고 그다음에는 혈액순환이 잘되도록 생활습관을 변화시키는 것이 중요하다. 우선 운동은 혈액순환에 도움이 되는데 근육이 움식이게 되면 체온이 상승하게 되는데 체온이 상승하면 면역력이 올라간다. 또한 걷기 운동을 하게 되면 뇌의 혈류량이 증가하여 기억력이 좋아지고 뇌질환이나 치매예방에 도움이 된다. 그리고 운동으로 남성호르몬 분비가 촉진되어 우울증이나 불면증 등에 효과가 있으며 혈당이 내려간다.

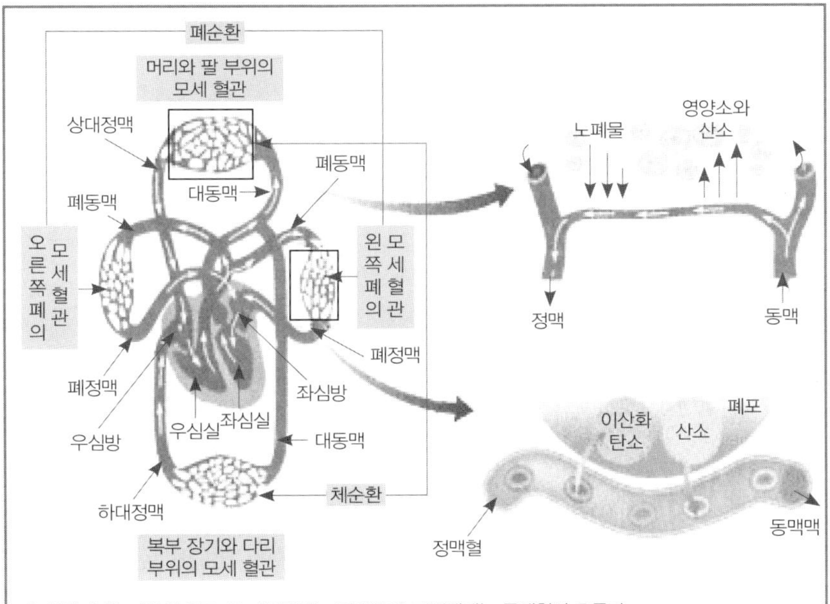

혈액 순환 폐순환 경로 중 폐동맥에는 정맥혈이, 폐정맥에는 동맥혈이 흐른다.

혈액순환이 잘되게 하기 위해 술을 마시는 것이 도움이 될까?

술을 마시게 되면 혈관이 확장되어 혈액순환이 좋아지므로 적당량의 음주는 스트레스 해소에 도움이 되고 혈액속의 단백질을 분해하는 우로키나아제의 효소 생성을 높여 혈전을 방지하여 혈액순환을 좋게 하는 작용을 한다.

술을 마시게 되면 적당량만 마시고 자리에서 일어나는 것이 쉬운 일이 아니다. 끝장을 보는 경우가 대부분인 듯하다. 항상 절제할 수 있는 능력을 키워야 한다. 절제가 안 된다면 순환을 좋게 하는 식품을 섭취하는 것이 좋다. 혈액순환을 좋게 하는 식품으로는 대체적으로 따뜻한 성질을 가지고 있는 음식이 좋다. 몸이 따뜻해지면 혈관이 확장되고 혈액순환도 좋아지게 된다. 마늘, 양파, 부추, 생강, 계피, 강황, 간장 등은 혈관을 확장하고 혈류를 좋게 하고 몸을 따뜻하게 하며, 활성산소를 제거하는 작용이 있다.

그린효소(CM-120)

그린효소는 유기농산물을 숙성 발효시킨 효소와 약용식물에서 추출한 CMT란 물질에서 추출한 유기화합물 및 미네랄, 각종 비타민으로 구성되어 있다. 그린효소는 세포를 활성화시키고 림프와 혈액순환을 원활하게 하여 신진대사를 촉진하여 체내 독소 노폐물을 빨리 배출시켜 세포의 산화를 감소시켜 세포노화를 방지하게 된다.

그린효소는 친환경농산물 과실류21가지, 채소류14가지, 과채류10가지, 근채류12가지, 산채류9가지, 해초류2가지 총68가지를 약4년 간 발효하여 만든 발효효소물질이다.

CMT는 강력한 항산화 작용을 하며 체내 비타민C섭취를 증가시키며, 모세혈관을 강화사키는 작용이 있으며, 상처를 빨리 회복시키고, 아세틸콜린의 활성을 증가시켜 알츠하이머, 치매, 기억력상실, 중풍 등의 치유와 예방에 효과가 있으며, 또한 유사 여성호르몬과 같은 작용을 한다.

CMT의 주요 성분으로 에모딘과 크리소파놀이 있는데 이 물질은 강력한 살균력과 소염작용, 항암작용, 세포돌연변이 방지 등의 효과가 있으며, 조혈세포를 활성화시켜 혈액생성에 도움이 되며, 심장근육을 강화시키고, 콜레스테롤 저하, 항균 항염작용 및 항노화 작용, 항산화 작용, 항암작용, 항알러지, 항아토피, 시력증강, 정력증강 등의 작용이 있다.

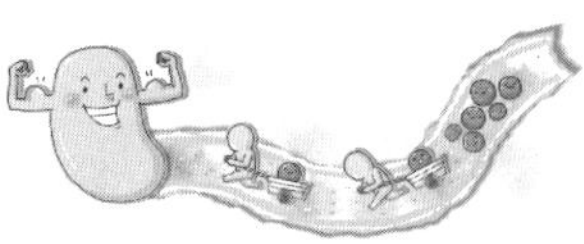

PART 13

효소의 선택

어떠한 효소를 선택해야 할 것인가?

효소의 중요성이 대두되면서 수많은 종류의 효소가 공급되고 있는데 어떠한 효소를 선택할 것인가가 중요하다.

인체에 부족한 효소를 채워주는 것은 질병의 예방과 치유에 중요한 작용을 한다. 이 중요한 효소를 찾는 것은 더욱 중요하다. 소화는 입에서부터 시작하여 위와 장에서 일어나므로 위나 장의 한곳에서만 작용하는 것보다 모든 곳에서 활성화가 될 수 있는 강력한 활성을 가지고 있는 효소를 찾는 것이 아주 좋은 효과를 볼 수 있다. 위와 장은 산도가 서로 다르다. 그러므로 넓은 범위의 산도에서 활성화가 가능한 효소가 인체에 유익한 효소로서 작용하는 것이다.

효소는 반응의 속도에 변화를 주며 대개의 경우 반응의 속도를 빠르게 해 준다. 화학반응에 있어서 속도는 반응물이 어느 정도의 에너지를 받아 활성화 되는, 활성화 에너지(activation energy)에 의하여 결정 된다. 활성화 에너지를 공급하기 위하여 열을 공급하면 일반적으로 반응이 빨리 진행되나, 생체의 경우 일정한 온도에서 반응이 일어나므로 효소의 역할은 활성화 에너지를 공급하기 보다는 활성화 에너지를 낮춤으로서 반응의 속도를 빠르게 하는 데 있다.

효소가 진짜 효소이기 위한 조건은 제조과정의 결과로 효소가 존재하느냐는 것이다. 여러 생산 공정을 거치면서 인체에 영향을 미치는 복합 활성효소가 들어있느냐는 것이 매우 중요한 관건이다. 집에서 직접 즙을 짜서 마시는 오렌지주스와 유통되고 있는 오렌지주스를 먹는 것은 큰 차이가 있다. 이 차이점은 효소가 있느냐는 것이다. 효소가 효소로서의 작용을 할 수 있기 위해서는 활성도가 높은 효소가 들어있어야 한다. 의학 분야 에서는 주로 순수한 효소가 필요하므로 직접 여러 동식물의 효소를 추출하여 이용하고 있다. 최근에는 효소를 경제적으로 대량생산하기 위해 미생물을 이용한다. 미생물은 효소를 세포 내에 갖고 있으며 세포 외부로 배출하는데 미생물은 증식 속도가 빠르기 때문에 균체 외로 효소를 배출하는 미생물을 대량으로 배양한 후 그 배양액을 정제하면 많은 양의 효소를 얻을 수 있다. 미생물을 이용하여 효소를 생산할 때 가장 중요한 것은 미생물의 스크리닝이다. 모든 미생물이 필요한 효소를 생산하는 것이 아니기 때문이다. 그러므로 미생물의 스크리닝과 배양 효소의 추출, 분리 과정을 정확히 거쳐서 나오는 효소를 선택하여야 한다.

값싼 재료만을 사용하여 종류의 수만 늘린 것은 별의미가 없다. 엄격한 재료와 위생적인 제조설비 하에서 민간발효요법을 토대로 만들어지고 있는지 확인하여야 하며, 천연의 효소를 포함한 천연비타민 미네랄류 등이 많이 함유되어 있는지도 알아봐야 한다.

주요 효소제품에 대한 임상과 비교연구를 실시한 결과 자연발효 제조법으로 만든 효소가 가장 좋은 것으로 나타났다.

우리나라나 외국의 효소회사는 자연 발효균을 유지시키는 것은 매우 까다롭고 비용과 시간이 많이 걸리기 때문에 많은 효소업체들이 자연 그대로의 발효균을 이용하지 않고 효모균이나 유산균을 인위적으로 첨가해 발효시킨다.

문제는 이렇게 제조되면 식물이 가지고 있는 본래의 밸런스를 유지하지 못하기 때문에 비타민제제나 아미노산, 또는 유산균제제를 먹는 것과 큰 차이가 없다고 한다.

따라서 자연 그대로의 원리를 이용한 자연발효 제조법으로 만든 효소를 섭취하는 게 좋다.

복합 활성효소는 넓은 범위에서 활성도가 아주 높기 때문에 인체에 작용하는 기전에 광범위하게 영향을 미친다. 질병을 가지고 있는 사람들의 대부분은 정상적인 체온을 유지하고 있지 못하다. 체온을 유지하여 체내에서 활성화될 수 있도록 하여 질병의 예방과 치유로 건강한 삶을 영위하여야 한다.

한국건강기능식품공정조항21, 식물추출발효제품 성분규격

유형의 정의

채소류, 과일류, 종실류, 해조류 등 식용식물을 압착 또는 당류(설탕, 맥아당, 포도당, 과당 등)의 삼투압에 의해 얻은 추출물을 자체발효 또는 유산균, 효모균 등의 접종에 의하여 발효시켜 식용유래성분과 발효생성물을 섭취에 적합하도록 제조, 가공한 것을 말한다.

규 격

① 성상 : 고유의 색택과 향미를 가지고 이미, 이취가 없어야 한다.

② 유기산 산도(%) : 50.0이상

③ 효모수 : 1g당 1,000,000이상

④ 비타민B2(mg100g) : 0.05이상

⑤ 대장균군 : 음성이어야 한다.

APPENDIX 부록

아파야 낫는다
- 건강의 청신호 호전반응 -

21세기의 건강은 체내의 전문가인 효소의 활성과 해독작용에 있다.

문명의 발전과 기술의 발달로 인해 편리한 삶을 살아가고 있는 현대인들은 좋은 생활을 하고 있지만 또 한편으로는 수많은 문제점들과 불행을 야기시키고 있다. 대부분의 사람들은 상당한 스트레스와 이에 맞물려 인구의 증가로 생산성을 향상시키기 위해 무분별하게 사용되는 여러 가지 화학물질과 가공식품 등의 난립으로 건강상의 문제를 야기 시키고 세포의 변형을 일으켜 들어보지도 못한 질병들이 나타나고 있는 실정이다.

상품의 가치를 높이기 위해 많은 양의 농약의 사용과 생산량의 증가를 위해 무분별하게 수많은 동물을 사육하면서 양을 늘리기 위해 사용되어지는 호르몬과 항생제들로 인해 인체에 해가 되는 먹거리들이 생산되어가고 있는데도 불구하고 예전과 동일한 조건과 영양으로 인식하여 몸에 좋은 완전식품들이라고 잘못된 건강상식으로 아무 꺼리낌 없이 여전히 많은 양의 이상 음식을 섭취하고 있다는 것이다.

대량으로 생산되는 먹거리와 이에 맞물려 인위적으로 가공되어 만들어지는 가공식품, 이러한 가공식품에 자연계에 존재하지도 않는 식품첨가물들이 인체의 오염을 초래하게 된다. 또한 일상생활에서 사용되고 있는 생활용품들 샴푸, 헤어스프레이, 치약, 화장품 등도 체내에 화학성분들이 축적되어 많은 문제들이 나타나고 있다. 이러한 것들로 인해 아토피나, 알레르기, 비염, 천식, 뇌질환 등의 문제 등의 다양한 문제들이 대두되고 있는 것이다.

과도한 스트레스도 체내의 독소로 작용하게 되어 세포손상을 일으키게 되는데 손상된 세포를 바로 바로 복구 하는 데는 체내의 효소의 활성이 필수적이다. 체내의 효소활성으로 독소를 해독하여 배출함으로 질병의 예방과 치유로 건강한 삶을 살 수 있다. 이러한 효소활성의 과정과 해독작용으로 인해 일어나는 여러 가지 증상들이 있는데 이를 명현현상 또는 호전반응이라 하는데 이러한 자연적인 반응은 체내의 자연치유력이 증가되면서 나타나는 증상들이기 때문에 즐거운 마음으로 받아들이고 내 몸이 자연으로 돌아가는 반응으로 인식하면서 체내정화가 일어나고 있는 반응으로 이해하고 인식한다면 반드시 건강한 몸으로 탈바꿈되게 되므로 반드시 숙지하여 건강한 삶을 영위하길 바란다.

인간은 자연이다.

넓고 넓은 초원에 동물들을 풀어놓고 사람들이 아무런 도구 없이 맨손으로 잡을 수 있는 동물은 없다.

아무런 도구 없이 먹을 수 있는 먹거리는 야채, 과일이다. 생명을 유지하는데 필수물질인 효소가 다량 함유되어있는 야채, 과일을 많이 섭취하고, 체내 독소가 쌓이지 않게 하며, 효소의 활성화로 세포의 건강과 해독작용을 잘 할 수 있도록 하는 것이 건강한 삶을 살 수 있는 방법이다.

가공식품, 화학첨가물, 스트레스 등의 독소로 인체오염

- 먹거리의 문제 : 농약, 호르몬제, 항생제, 성장촉진제, 착향료, 식품첨가물, 트랜스지방, 화학조미료, 방부제, 살충제 등
- 생활환경의 문제 : 전자파, 방사선, 지하수오염, 바다오염, 일상생활의 오염, 화학성분의 생활용품(헤어스프레이, 샴푸, 비누, 치약 등)

독소 : 건강의 적

스트레스	나쁜음식
피로독	장 독
만성피로	중독순환

독소의 원천

화 식	복합활성효소
불완전 소화	과일, 야채위주
육식위주	배설원화, 독소배출
독소원천	완전소화
배설불량	영양소의 원천

체온유지와 효소의 활성

체온은 36.5도

체온이 유지되면 면역력은 5배가 상승하고 체온이 1도 떨어지게 되면 면역력이 30%저하된다. 체온을 올리기 위해서는 장을 깨끗하게 해야 한다.

장내 부패가 일어나지 않고 독소배출이 잘되도록 하여야 한다. 장내 부패가 일어나고 독소가 많이 쌓여있음으로 인해 체온이 떨어지고 이로 인해 각종질병이 발생하게 된다. 체온이 올라야 효소가 활성 되어 자연치유력이 향상된다.

체온이 올라가는 과정에서 호전반응이 나타난다.

체내에 효소가 부족하면?

"면연력 저하로 질병 발생률이 높아지고 자연치유력 저하"

탄수화물 소화 효소가 부족하면?

– 종기가 자주 발생하고 습진, 검버섯 등 피부병 발생

단백질 소화효소가 부족하면?

– 감장기복 심화, 우울증, 불면증, 칼슘 저하, 관절염, 골다공증 발생

지방소화 요소가 부족하면?

– 콜레스테롤을 높게하고 지방의 축적을 쉽게 함

효소부족, 독소로 인해 발생되는 전신질환

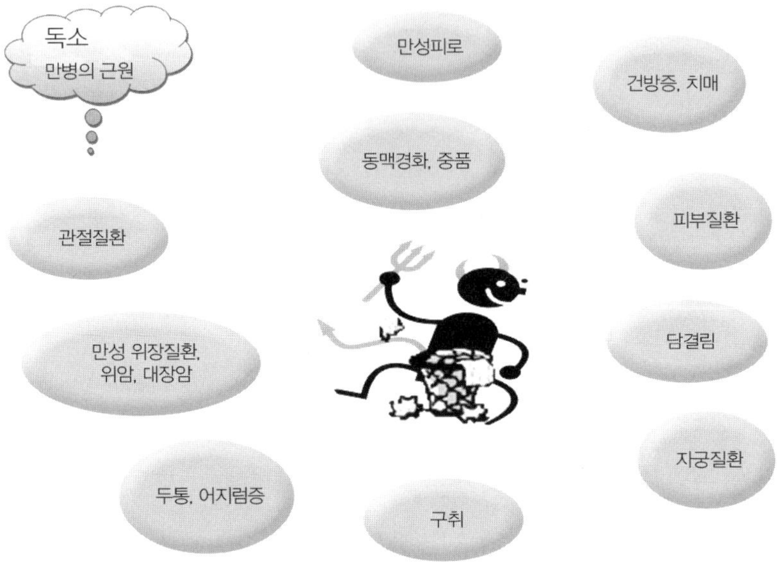
독소
만병의 근원
만성피로
건방증, 치매
동맥경화, 중품
관절질환
피부질환
만성 위장질환,
위암, 대장암
담결림
자궁질환
두통, 어지럼증
구취

몸에서 효소가 아주 중요한 역할을 한다.

암 환자의 혈액에 효소를 공급하게 되면 암과 싸우는 것을 도와준다. 이런 효과는 여러 가지 식물과 동물로부터 얻은 효소를 복합 처방하면서 발견하게 되었다. 효소의 결핍은 병을 유발하며, 빨리 늙게 한다. 체중조절과 배변의 조절이 중요하고, 이를 위하여 적절한 식이요법을 시행하여야 한다. 생선과 신선한 과일과 채소의 섭취는 늘리고 동물성 지방은 줄이며 효소를 결핍시키는 흡연과 과도한 커피의 섭취는 제한하고 효소의 작용에 중요하다고 알려진 비타민과 미네랄을 균형 있게 공급하여야 한다. 이러한 조치가 혈관질환, 림프종, 대상포진, 상처, 염증질환에 효과가 좋다.

암이나 난치병과 같은 질병의 치료에 보조요법으로 효소가 쓰이고 있고 또한 건강한 사람이라고 해도 건강의 지속적인 유지와 노화의 지연을 위해 효소를 섭취해야 한다. 특별한 질병이 없어도 피로회복이나 건강을 위해 비타민제를 복용하는 것과 같이 효소를 섭취해야 한다.

생명유지의 필수물질 효소

만약 효소가 없다면 지구상의 모든 생물은 한 순간이라도 생명을 유지할 수 없다. 효소요법은 현대인들의 건강한 하루를 지켜주면서 배설된 변의 독한 냄새를 사라지게 하고 자연으로 돌아가 환경을 정화하는 등 끊임없는 활동을 할 수 있도록 한다. 또한 인체 내에서는 수천 가지의 효소가 있어 생명을 유지하는 데에 끊임없이 활동을 하고 있다. 이처럼 우리는 효소의 도움으로 생명력있는 하루를 보낼 수 있는 것이다. 그러나 공해와 스트레스, 체내에 정체되어 있는 독소, 노폐물, 약물중독 등으로 인하여 우리 몸속에 필요한 효소들이 살아나기에 너무나 고통스럽고 힘들게 되어있다. 따라서 우리 몸 속의 효소들이 살기 좋은 체내환경으로 바꾸기 위하여 효소식품들이 필요하게 되는 것이다.

건강의 시작은 해독

해독작용으로 인해 발열, 구토, 피부발진, 통증, 설사, 변비, 피곤, 졸림, 간수치상승, 혈변, 혈뇨, 부종, 콧물, 저림 증상, 요통, 두통, 눈의 충혈, 감기증상, 심한통증, 여드름, 가려움증, 복부팽만감, 혈당의 일시적 상승, 고열, 식욕감퇴, 가슴이 답답, 무력감, 입안건조, 더부룩한 증상 등의 호전반응이 나타난다.

아파야 낫는다.

몸이 아픈 것은 몸에 생긴 병을 치료하기 위한 것이다.

우리의 몸은 건강을 유지하려는 자율적인 기능을 갖고 있다.

우리 몸에 질병이 생겼을 때 몸은 그 질병을 퇴치하기 위한 투쟁을 스스로 시작한다.

그리고 우리 몸이 질병과 투쟁하는 동안 통증을 느끼는 것이다.

통증의 실체는 신경에서 발생하는 전기이다.

통증을 포함한 모든 감각은 신경에서 발생된 전기가 뇌에 전달됨으로써 감각을 느끼는 것이다.

아파서 병이 낫는다는 것은 이러한 **통증에 의해 생긴 전류가 병의 원인을 제거**하는데 에너지로 쓰인다는 것이다.

그러한 통증의 전류는 병의 원인이 없어질 때까지 계속 발생하며 **병의 원인이 완전히 없어지면 비로소 통증의 전류도 소멸**된다.

이러한 통증으로 나타나는 호전반응을 최소화 하기 위해서는 체온을 올리면 된다.

명현현상(호전반응)이란?

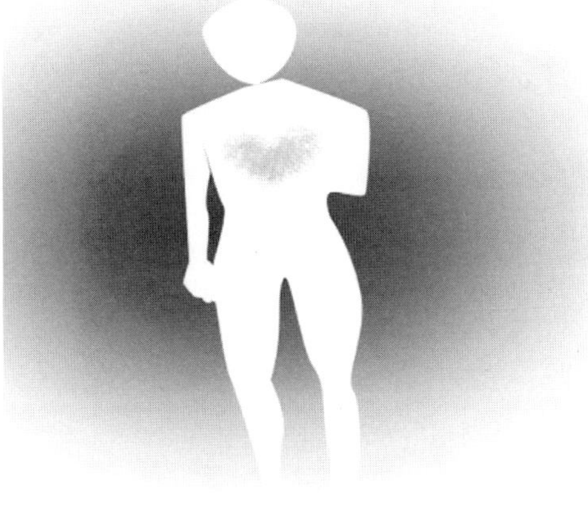

호전반응이란?

건강한 몸으로 돌아가려는 신체의 조정 증상으로 약에 의해 체내시스템이 깨지면서 나타나는 증상인 부작용과는 근본적으로 다르다.

'명현현상'이란?

병이 치유되는 과정에서 약을 복용하면서 예기치 못했던 불쾌한 증상이 나타나는 것' 이라고 한다. - [한의학용어대사전] -

명현반응과 관련된 글

한의학 문헌 《尙書》 〈열명〉에서

"만약 약을 먹어 명현현상이 나타나지 않으면 그 병이 낫지 않는다"

"치유의 위기"(crisis for healing)

치료를 중도 포기하도록 하는 위기라는 뜻, 이 위기(호전반응)을 넘기면 건강한 몸으로 탈바꿈된다.

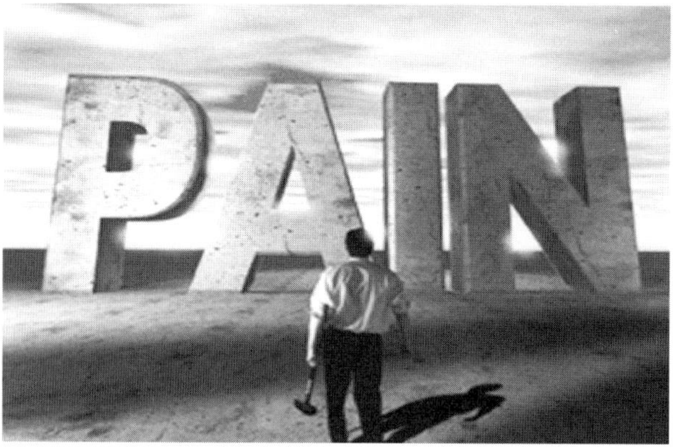

명현현상의 종류

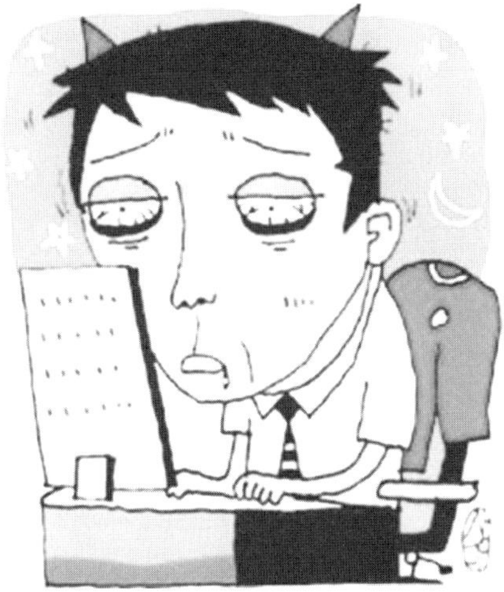

이완반응(弛緩反應)

※ 증 상 ※

피로하거나 졸림, 권태감, 나른함, 몸살 등의 증상이 나타난다.

※ 지속기간 ※

보통 1주일 전후해서 멈추는 경우가 많다. 하지만 '수주일씩 지속되는 경우도 있다.

※ 원 인 ※

통증 부위의 세포 활성작용과 재생작용으로 세포기능이 촉진되어 활동하기 시작한 결과이며, 일시적으로 다른 기관, 장기와의 사이에 불균형한 상태가 일어났기 때문에 생겨난 반응이다.

과민반응(過敏反應)

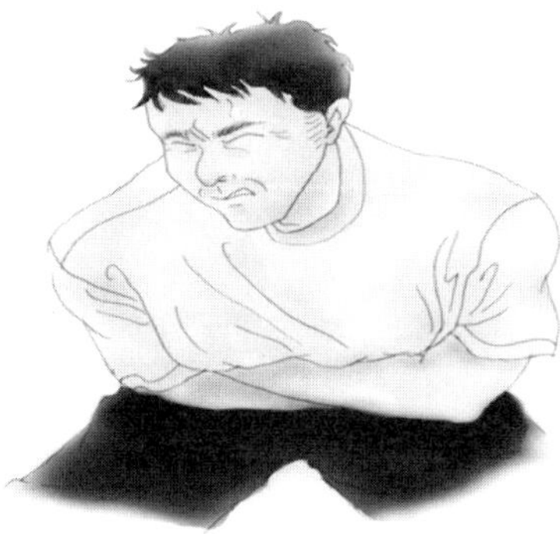

⊛ 증 상 ⊛

변비, 설사, 발한 (땀나는 것), 종기, 통증, 부종 등의 증상이 나타나는 경우가 있다.

⊛ 지속기간 ⊛

2주간 정도 계속할 때가 있다.

⊛ 원 인 ⊛

만성병 환자에 잘 볼 수 있는 반응.

만성증에서는 통증은 없으나 급성증의 경우는 통증이 있다.

과민반응이 일어났다고 하는 것은 고치기 쉬운 급성증 상태까지 회복된 것으로 생각해도 된다.

이 반응은 만성적인 나쁜 부분이 주위의 좋은 세포의 기능촉진으로 쫓기어 일시적으로 강하게 나타나기 때문에 일어난다.

질병과 생체의 자연회복력이 싸워서 생기는 반응인 것이다.

배설반응(排泄反應)

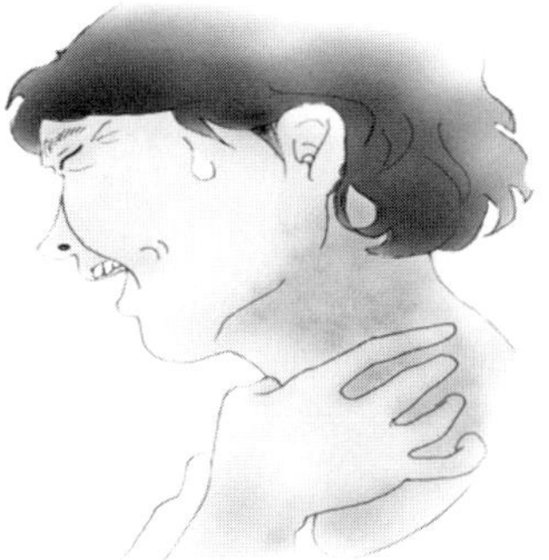

⊗ 증 상 ⊗

습진, 부스럼, 두드러기, 피부발진, 여드름, 가려움, 눈꼽, 많은 양의 배변, 많은 양의 방귀 등등

⊗ 원 인 ⊗

전형적인 해독배설 작용에 의한 반응.

체내에 여러 가지 유해물질이 오줌이나 변이 되어 또는 피부로 나오게 되는 것이다.

독소의 체외배설은 호전반응 기간에만 있는 것이 아니라 계속이 되는 것으로 소변의 색깔이 진하고 소변의 거품과 냄새가 강하게 나타나게 되고 몸에 때도 평소보다 많이 생기게 되는 것이다.

회복반응(回復反應)

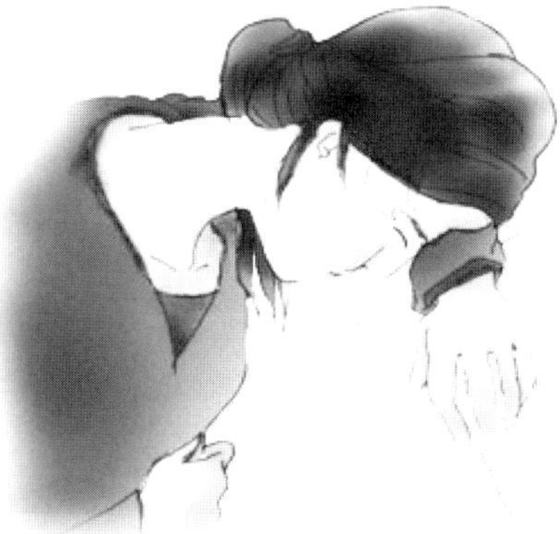

증 상

위통, 복통, 구토증, 발열, 등등

원 인

세포의 강화와 재생으로 병소부가 개선되거나 해독작용으로 나쁜 부분이 망가지게 되면 일시적으로 그 나쁜 부분이 혈액에 섞여 체내를 돌아다니는 경우가 있다. 그때에 일어나는 것이 회복반응이다.

호전반응의 증상과 원인

발 열

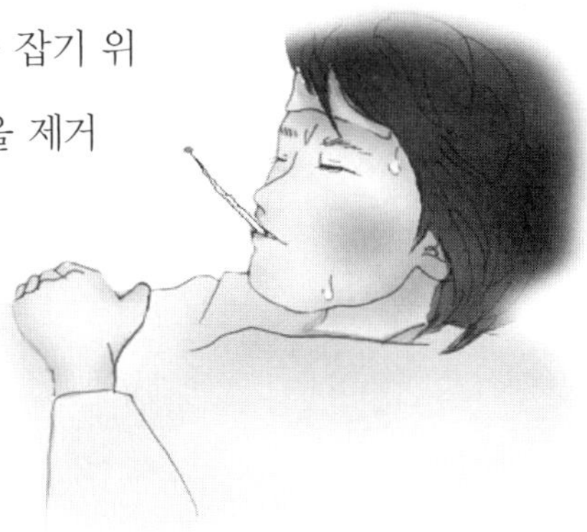

인체에 정상이상의 발열은 세균을 잡기 위해 백혈구가 맞서 싸우거나 노폐물을 제거하기 위한 반응이다.

기관지염, 폐 관련 질환, 혈액순환장애, 암 등의 증상이 있는 경우 많이 발생된다.

오 한(惡寒)

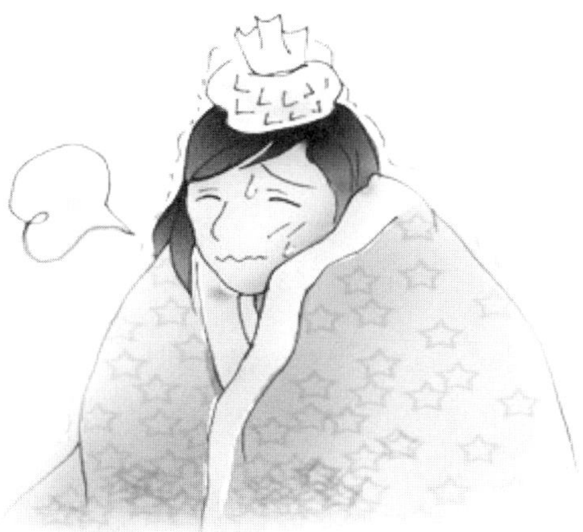

장부의 기능을 회복하는 과정에서 필요한 부위에 혈액이 몰려, 피부나 근육의 혈액량이 줄어들어 체온이 떨어져 오한이 나타나는데 이러한 반응은 점차 회복된다.

설사·구토

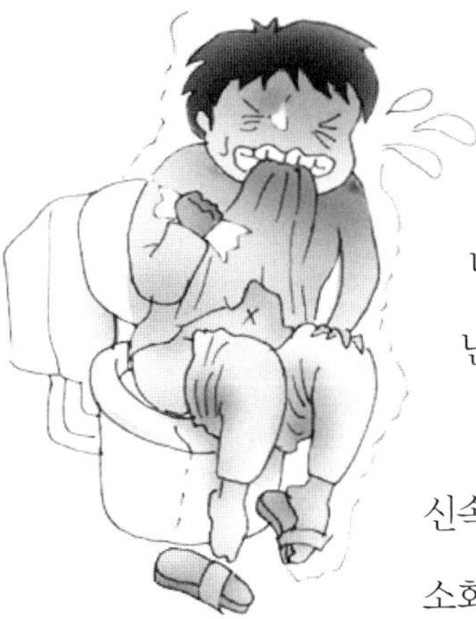

체내의 독소나 찌꺼기 등의 이물질을 빨리 제거하기 위한 반응이다.

특히 설사의 경우 평소 위장기능이 약하거나 예민한 사람, 장이 냉한 사람에게 많이 나타난다.

위, 장의 노폐물, 장내 세균 등의 나쁜 세균들을 신속히 배출 하려는 반응이다.

소화가 안 되고 속이 더부룩하고 설사가 난다면 평소 위장기능이 약한 경우이다.

경 련, 손발의 뒤틀림

인체의 특정부위에 이상이 생겨 혈액순환이 이루어지지 않을 때 혈액을 순환시키기 위한 일시적인 현상이다.

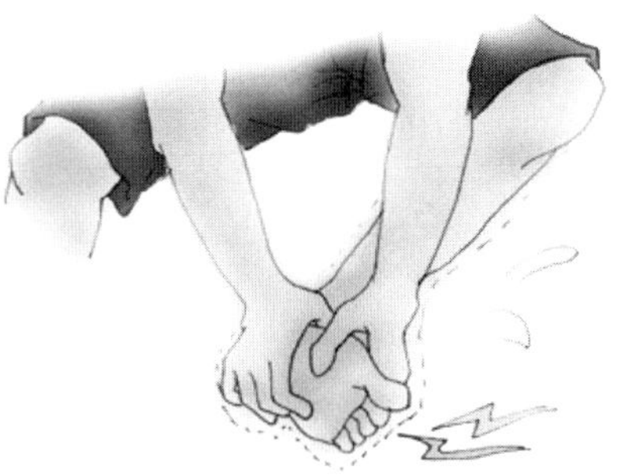

간 기능 이상, 뇌질환의 경우 많이 발생된다.

두 통

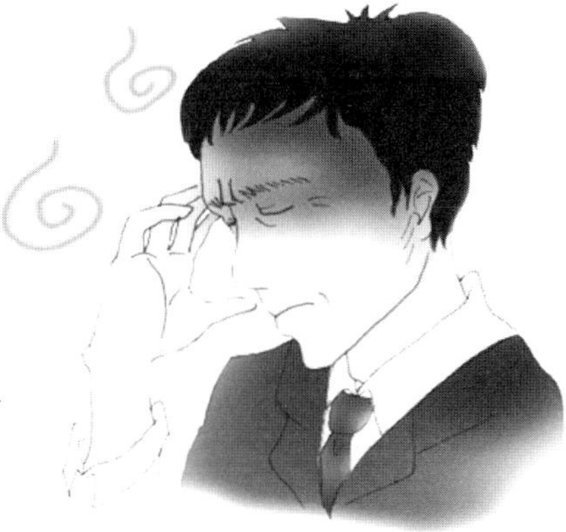

산성체질, 고혈압, 암, 신장기능저하, 수분부족, 약한 위장기능으로 소화가 잘 안될 때 발생하고. 특히 섬유질은 수분을 충분히 보유해야 장의 운동을 촉진시키나 수분이 부족하면 변비가 된다.

속 더부룩함

위기능쇠약, 위궤양, 부인과질환 등

음식물이 소화흡수 중 발생하는 암모니아 가스는 인체에 좋지 않다. 위장기능이 좋지 않은 사람이 가스를 배출하기 위하여 발생하는 현상이다.

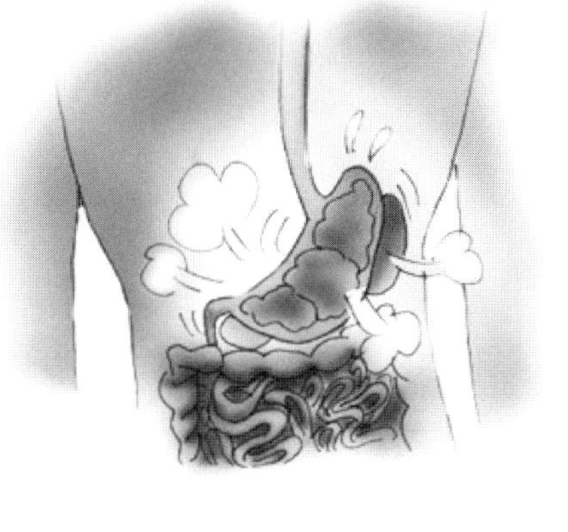

잦은 방귀

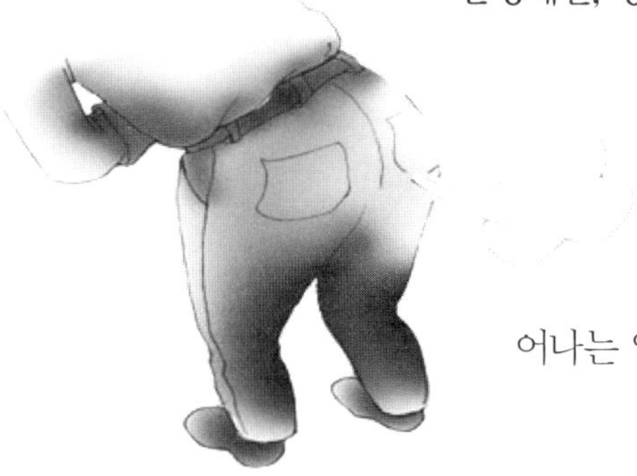

산성체질, 장내부패, 장기능저하

혈액의 상태가 나쁜 산성체질은 심하게 피로하며 졸음이 온다. 나쁜 장기기능을 회복함에 따라 일어나는 일시적인 현상이다.

변 비

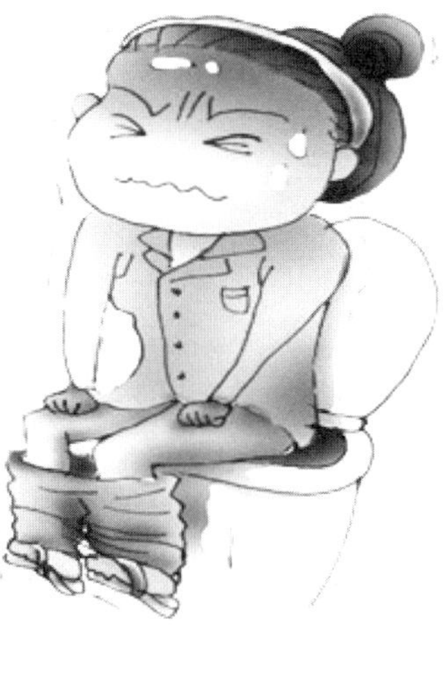

장 기능저하, 부인과질환, 암

체내 수분 대사가 정상적으로 되는 과정에서 일시적으로 일어나는 수분 보유 현상으로 나타난다.

피로 · 근육통 · 노곤함

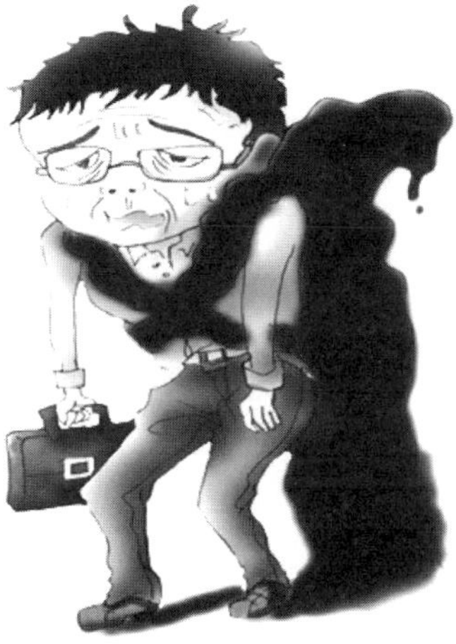

간기능 저하, 신장기능저하, 당뇨병, 관절염, 암

몸의 노폐물, 독소물질이 배출되면서 생기는 가스가 혈액에 녹아 뇌, 근육에서 통증을 유발한다.

부 종

신장기능쇠약, 암, 관절염

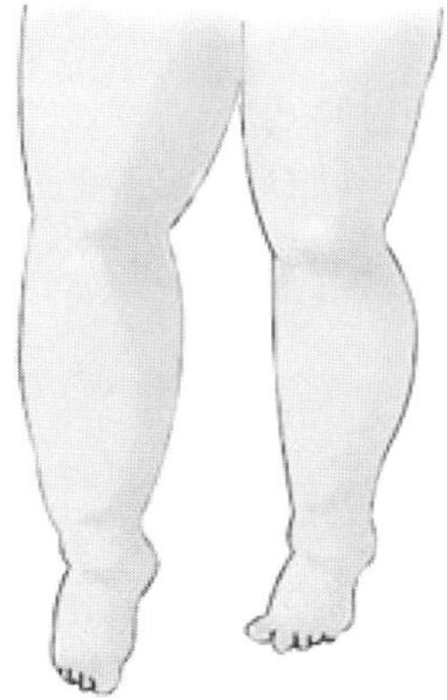

체지방이 많이 감소하였거나 호르몬 대사 균형의 정상화 과정에서 나타난다.

심장기능에 이상이 있을 경우 대체적으로 얼굴에 부종이 나타나며, 신장기능의 저하는 하체부종으로, 비위기능저하는 온몸의 부종으로 나타난다.

피가 부족하거나 빈혈

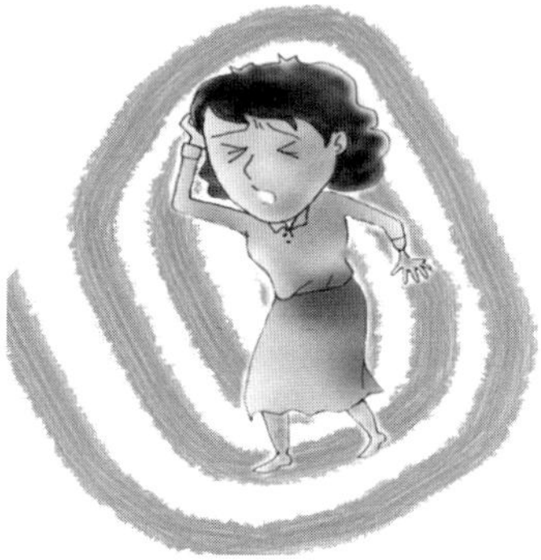

쉽게 코피가 나올 수 있고(여성에게서 많이 나타남) 갈증을 느끼거나 밤에 꿈을 많이 꾸게 되며 한편으로는 윗배에 불편한 느낌이 올 수도 있다.

배변기능이 약하신 분

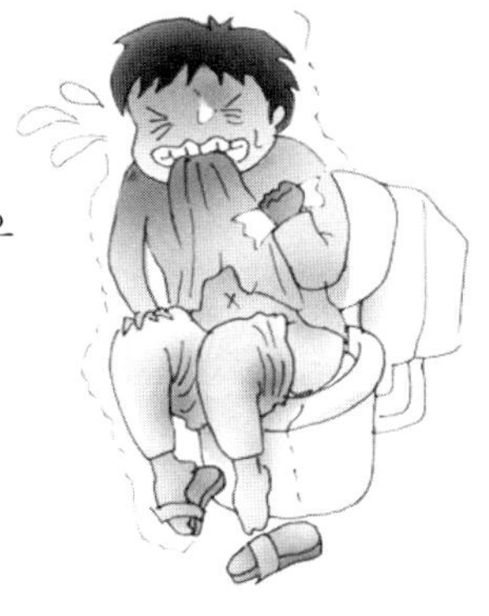

상태에 따라 차이는 있으나 설사가 잦은 경우가 있다.

백발과 탈모

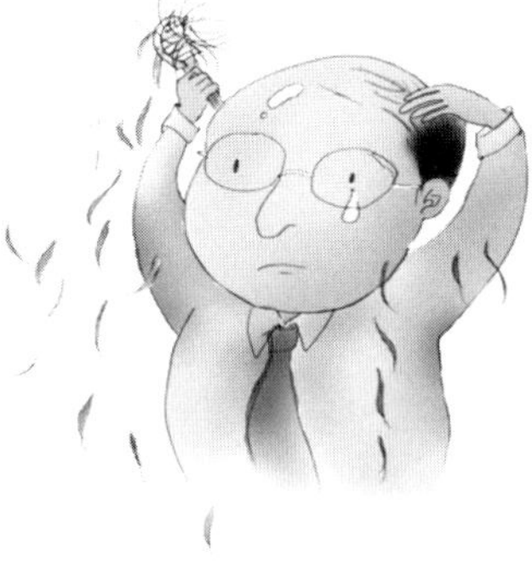

머리카락 하나하나에 혈관이 올라와 있다 두피에 있는 세포가 바뀌고 혈액이 정화되는 과정에서 흰머리가 올라오게 되거나, 탈모증상이 나타난다. 이러한 증상 이후 새로운 검정머리의 머리털이 돋아나게 된다.

질병별 호전반응의 분류

산성체질

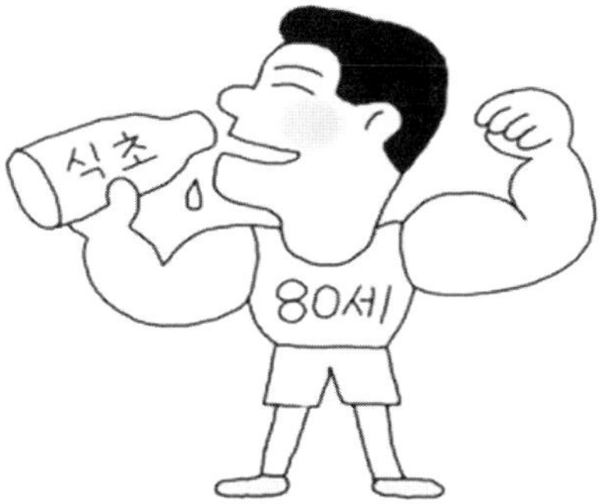

졸리거나 혀끝과 목이 마르고, 잦은 소변과 방귀가 나올 수 있으며 복부 팽만감, 피부가려움증, 빈혈, 두통 등의 증상이 나타난다.

간, 간경화, 눈

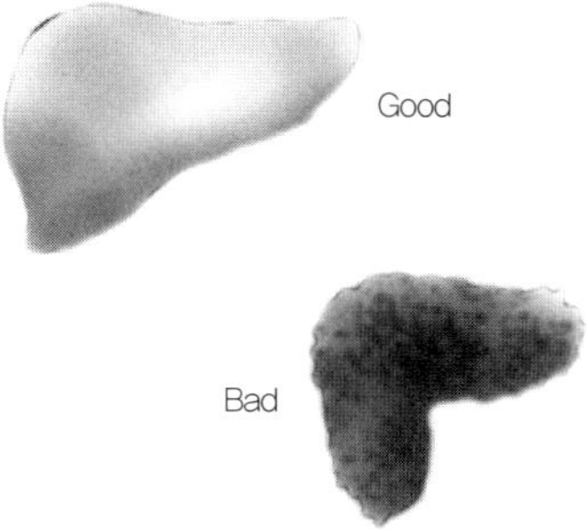

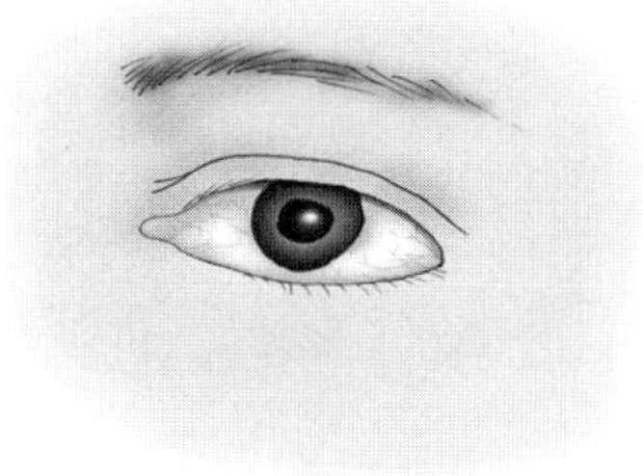

구토, 눈곱이 낀다, 피곤하고 졸리고, 간 기능검사상의 수치가 상승, 혈변이나, 피를 토하는 등의 증상이 나타난다.

눈의 충혈, 눈곱, 눈물

간의 상태가 나빠지면 검은 눈동자가 변색. 강렬함을 상실.

검은 눈동자와 흰자위의 경계가 불분명해짐.

시력저하의 원인.

구토, 출혈, 가려움증, 위통, 발진, 대변 시 피가 섞여 배설 할 수 있다.

만성피로

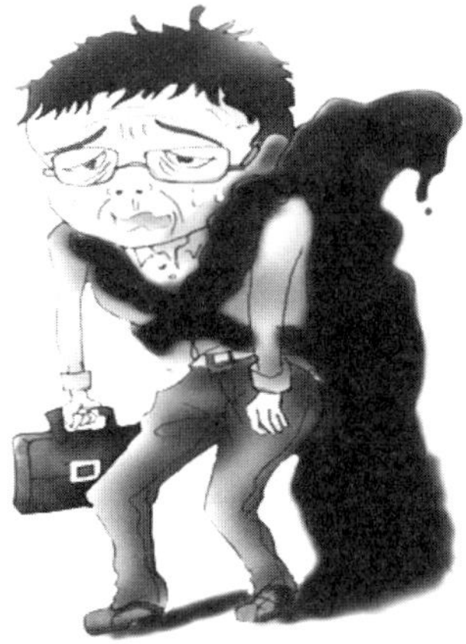

구토 증세가 나타나거나 피부가 간지럽고 또는 물집이 생기는 경우도 있으며 때로는 배변 시에 혈변이 나올 수 있다.

통 풍

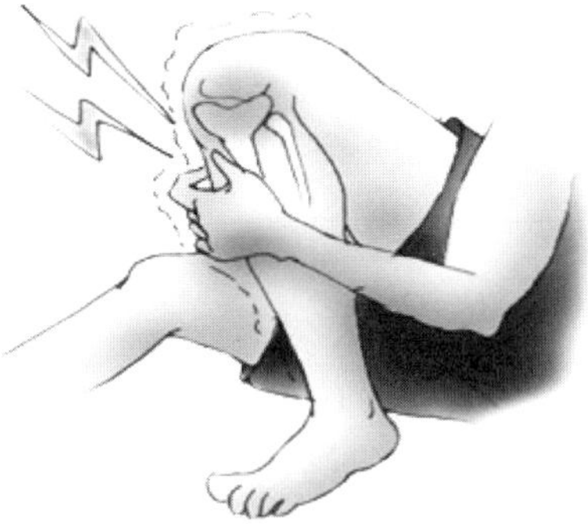

통풍이 있는 부위에 심한 통증이 나타나며, 무력감 등이 나타난다.

통풍은 고단백질음식의 섭취를 제한해야 한다. 간 기능의 이상으로 나타나는 증상이다.

스트레스

잠을 쉽게 잘 수가 없고 오히려 흥분되는 듯한 느낌이 나타날 수 있다.

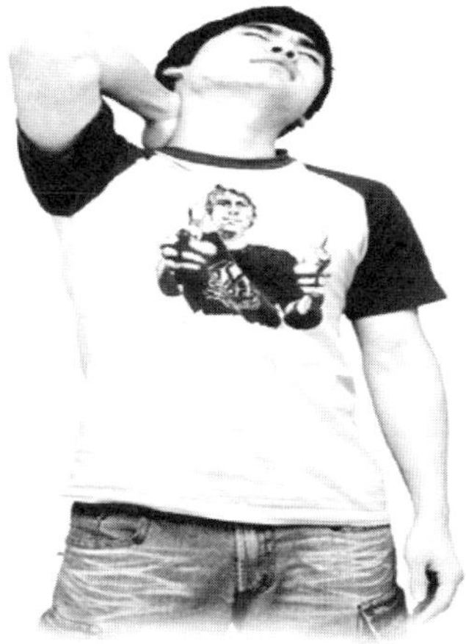

고혈압

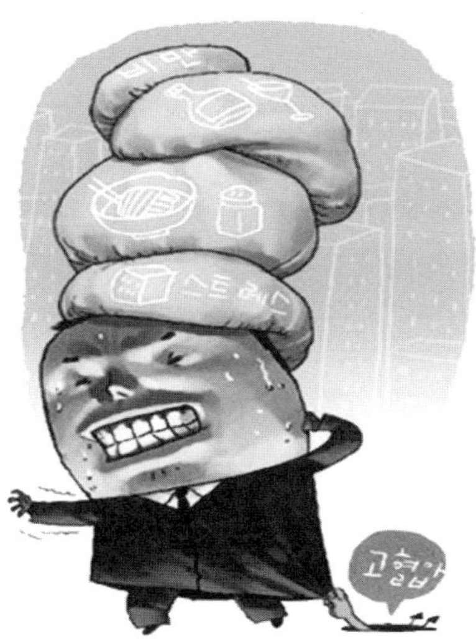

머리가 무겁거나 어지러운 상태가 1~2주가 지속될 수 있으며, 무기력증, 어지럼증, 코피, 두통 등의 증상이 나타날 수 있다.

심장질환

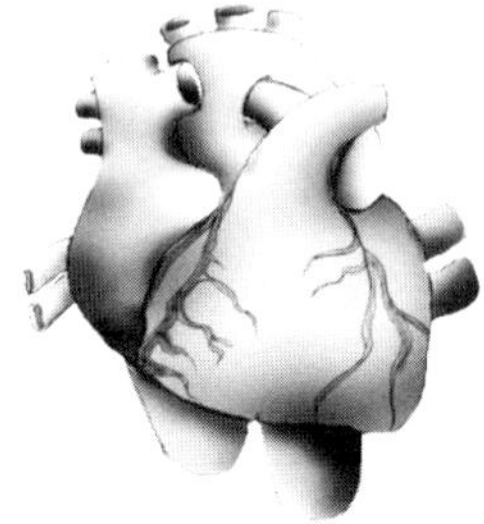

가슴이 답답하고, 심박동이 증가한다, 가슴의 통증.

위장질환

위통, 배가 더부룩하고 가스가 찬다. 구토 증상이나 명치가 답답한 증상이 나타난다.

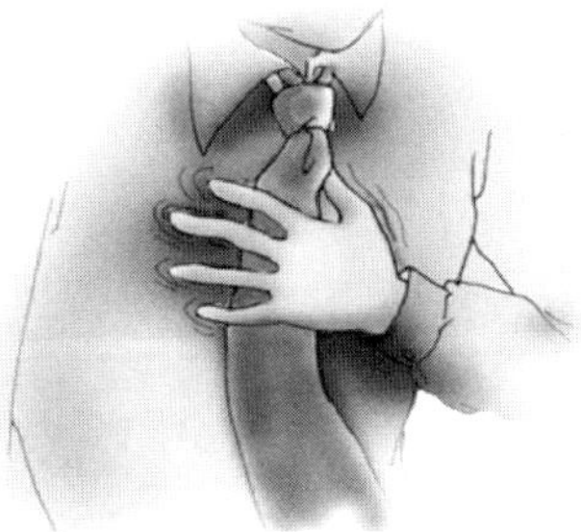

• **위가 나쁜 사람**

가슴 부위가 답답하고, 미열이 있으며 음식을 작 먹을 수 없다.

• **위궤양**

궤양부위가 아프고 답답한 느낌이 든다.

• **위하수체**

위 부위가 답답하고 구토증상이 나타난다.

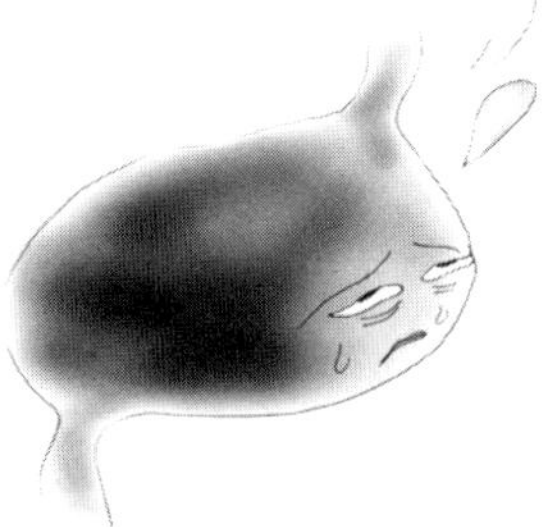

소화 기능 이상

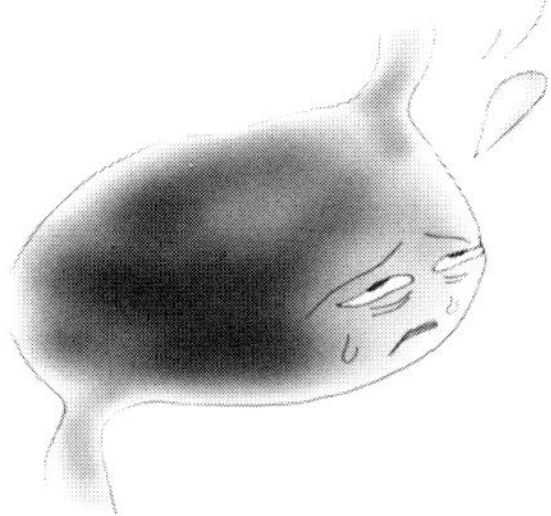

명치끝이 갑갑해지고, 뜨거워지며 음식을 먹을 때 통증이 오기도 하고 속이 더부룩하며 구토 증세가 나타날 수 있다.

당뇨병

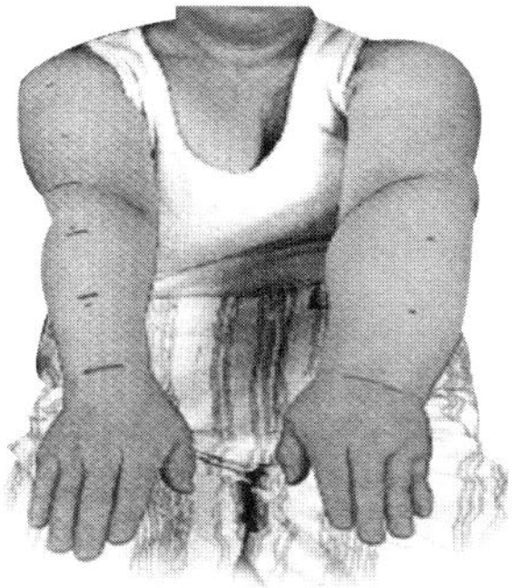

혈당상승, 무력감, 피곤함, 구토, 코피, 갈증, 소변에 거품, 손발에 부종이 나타나거나 무기력한 상태가 될 수 있다.

호흡기(기관지. 폐)

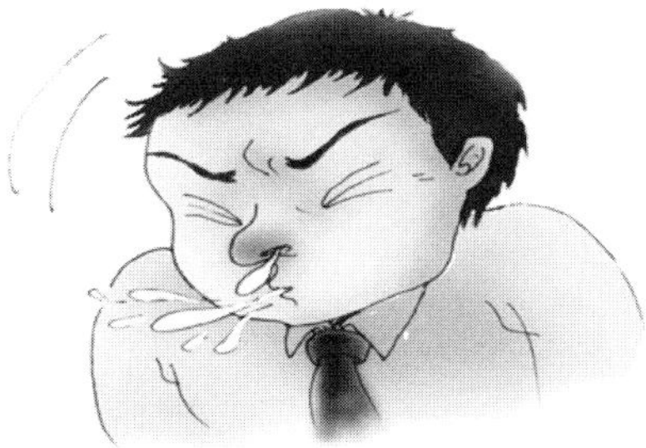

갈증, 구토, 어지러움, 발열, 목이 붓거나 가래가 많이 생기며, 기침이 심하며, 입안이 건조하며, 우유빛 또는 누런색 가래가 나올 수 있다.

비염, 축농증

콧물이 많이 나오며, 누렇고 진한 콧물이 나온다, 코가 막히고 답답한 증상이 나타난다.

장질환

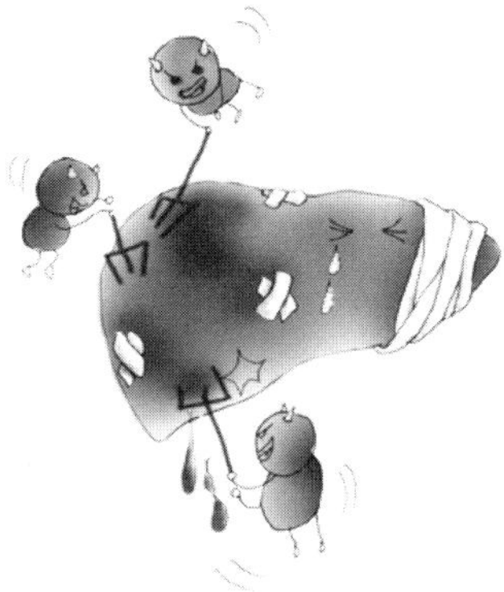

병상에 따라 차이가 있으나 설사, 변비, 가스가 차며, 배의통증, 구토, 피부의 두드러기, 발진, 수포, 등의 증상이 나타난다.

치 질

때로는 배변 시 피를 배설할 수도 있다.

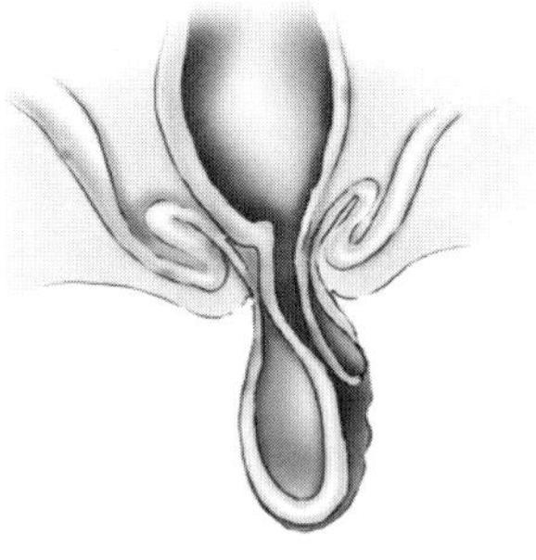

신장기능저하

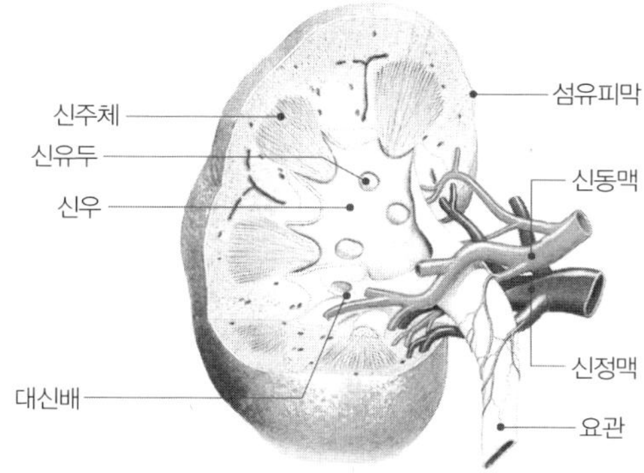

하체부종, 두통, 요통, 이명, 정력저하, 뼈와 관절부위의 통증, 생식기부위의 가려움증 등의 증상이 나타난다.

순환계통 이상

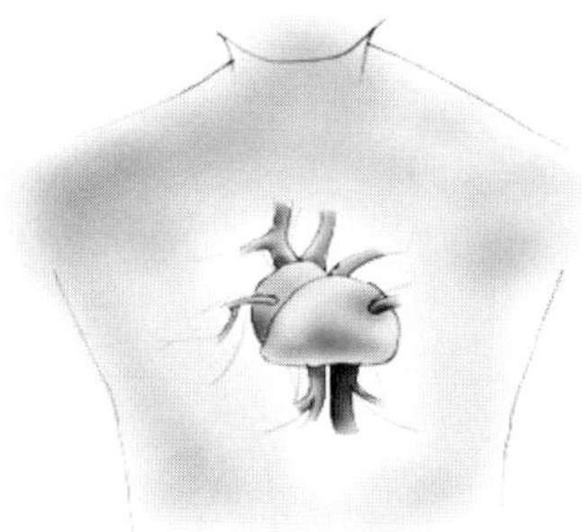

손발이 무겁고 어지럼증이나 빈혈증상이 나타난다.

자궁근종

고열, 무력증, 통증, 식욕감퇴, 피부의 변화, 하혈을 하는 경우도 있다.

생리통, 생리불순

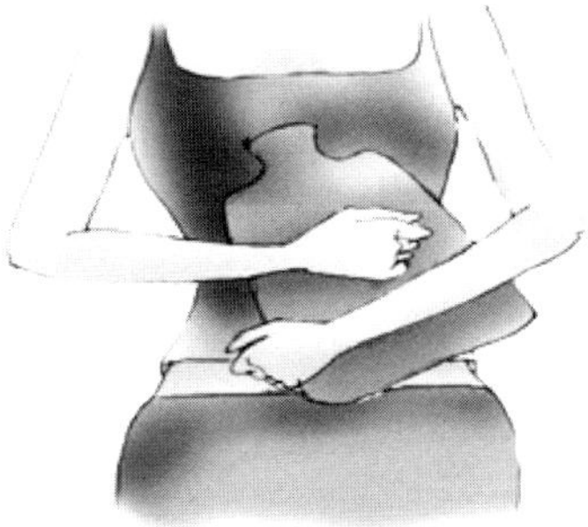

심한통증, 복부나 허리에 통증이 나타나며 전신 무력감, 출혈, 어지럼증, 위통 등의 증상이 나타난다.

관절염

붓거나 통증이 나타나며, 졸음, 무력감 등의 증상이 나타난다.

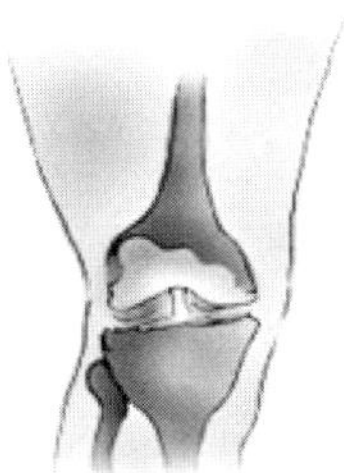

Good

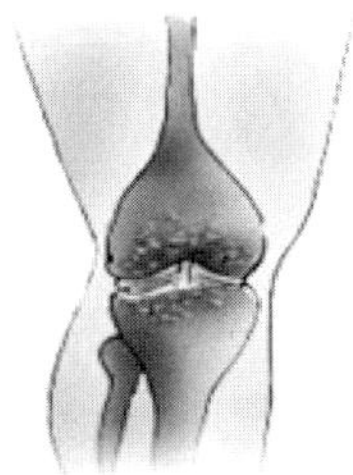

Bad

암

구토, 발열, 설사, 변비, 통증, 출혈, 발진, 감기, 혈변, 갈증, 피부의 변화 등의 증상이 나타난다.

신경계

가슴이 답답하거나 두근거림 증상, 불면증, 조울증, 우울증, 목의 건조 등의 증상이 나타난다.

신경통

환부의 통증과 팔다리 저림이 올 수 있다.

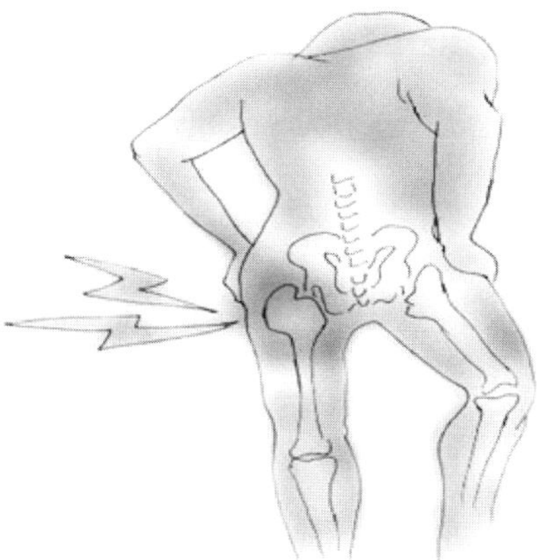

신경쇠약

어지러움과 뒷머리의 무거움이 올 수도 있다.

호르몬계 이상

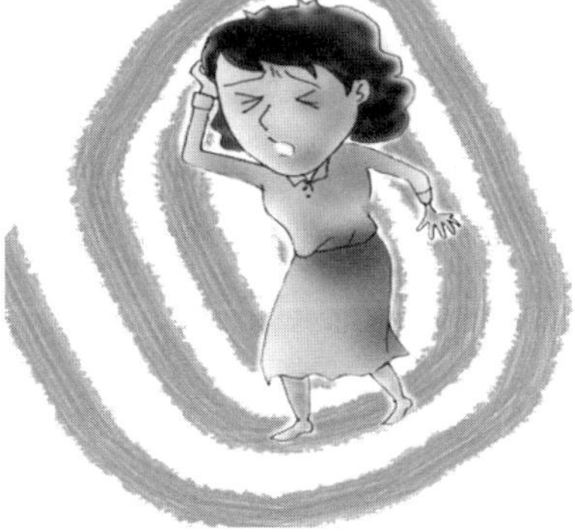

혓바늘이 돋거나, 혀가 갈라지고, 무기력한증상, 입주변이 트거나 가슴이 답답한 증상이 나타난다.

피부관련 호전반응

- **피부가 고와진다** : 체내세포가 건강해 지기 시작했다.
- **피부 잔주름이 사라진다** : 체내세포가 활성화 되었다.
- **피부가 가렵거나 반점이 생기거나 뒤집어 진다** : 알레르기성 피부,아토피, 다쳤던 부위, 산성체질
- **피부에 물집, 각질, 뾰루지가 생긴다** : 독소 배출중

여드름

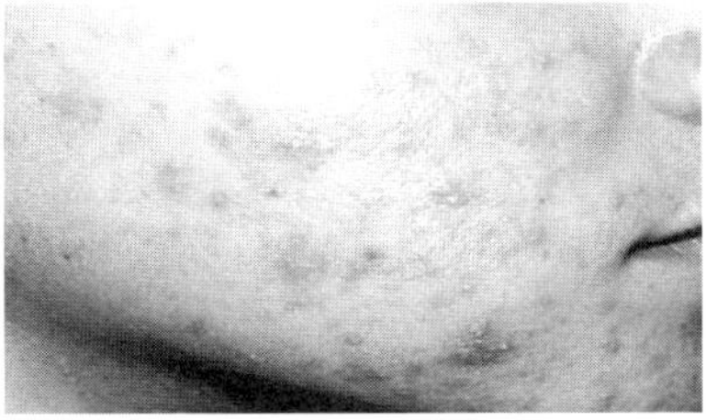

초기에는 다수 많아지지만 곧바로 없어진다.

장부와 호전반응

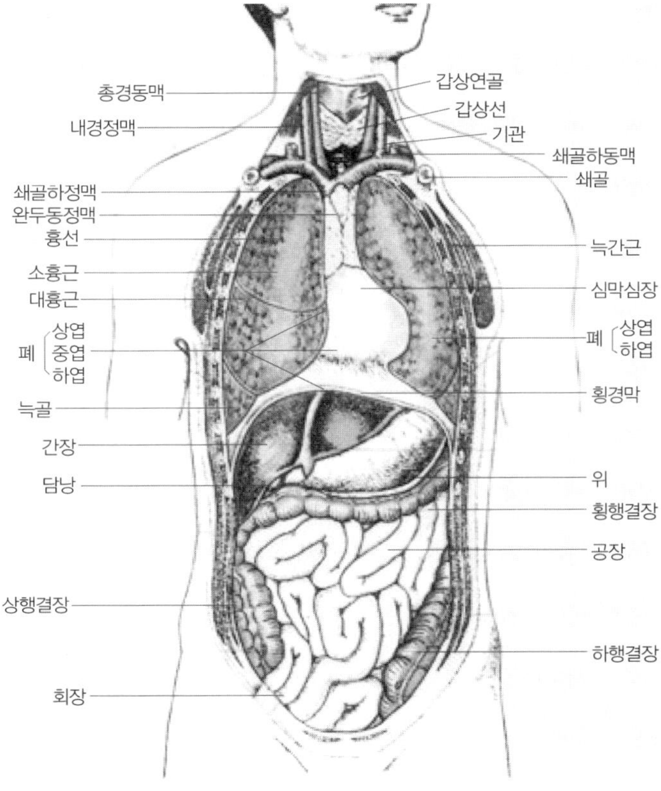

- **위** : 답답하다. 쓰리다, 울렁거린다, 메스껍다.
- **장** : 배가 아프다. 가스가 찬다. 설사를 한다.
- **간** : 피곤하다, 졸린다. 눈곱이 낀다. 몸이 가렵다. 피부에 발진이 생긴다.
- **폐** : 가래가 많이 나온다. 기침을 한다(특히 밤에)
- **신장** : 몸이 붓는다.

정신과 정서의 변화

위장병이나 당뇨 환자

일시적으로 의심과 불신이 심해지며, 더욱 예민해지고 신경질적인 성질이 표출된다. 그러나 차차 기능이 재생되면서 믿음과 긍정적인 사고를 갖게 되며 정서가 균형을 찾고 안정된다.

간이 나쁜 사람

이전보다 더욱더 급해지거나 흥분하는 경향이 있으며 자주 짜증스러워 한다.

신장이 나쁜 사람

더욱 불안해하고 공포를 느끼며, 겁을 먹거나 호전 반응에 대해서 특히 두려워한다.

일시적으로 성질이 더욱 악화되거나 예민해지지만 내장기관의 기능이 호전되면서 차차 정신적으로 안정되고 성정이 균형을 잡게 된다.

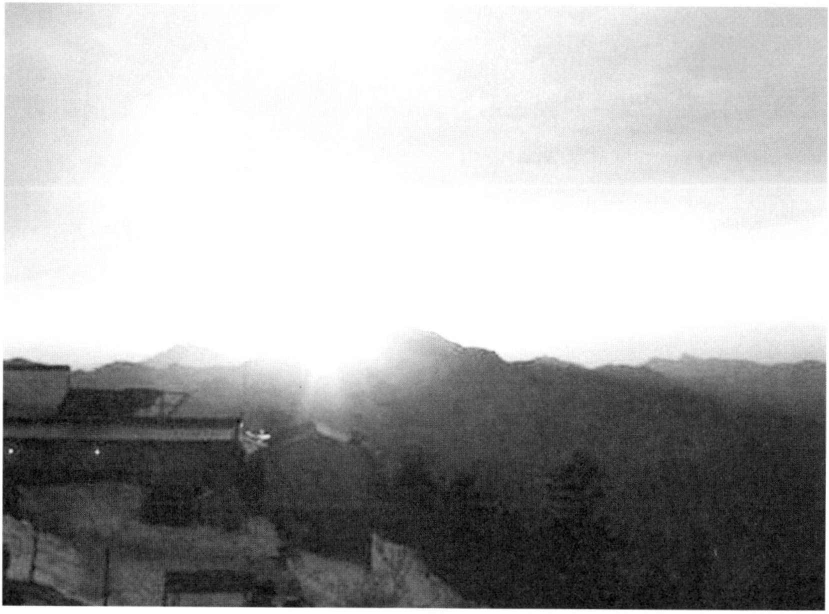

호전반응의 다리를 건너야 건강이 있다.

참고문헌

1. Nicholas C. Price and Lewis Stevens : Fundamentals of Enzymology, Oxford University
2. Fuller, DicQie : The Healing Power of Enzymes, NY- Forbes Pub, 1999.
3. Wolf, Mas & Ransbager, karl : Enzyme Theraphy, CA-Regent House.
4. Cichoke, Anthony, J, DC : Enzyme & Enzyme Therapy, Keats Pub, 1994.
5. Robert K. Murray : Harper's Illustrated Biochemistry, Lange Medical Books.
6. 鶴見 隆史 :「酵素」が免疫力を上げる! 永岡書店 , 2011.
7. ディッキー.フュラー : 病氣を癒し, 老化を防ぐ酵素の治癒力 健康のカギを握るあなたの「ボディ.タイプ」は?, 現代書林, 2011.
8. 新谷弘實 : 酵素力革命 若返り酵素「ニューザイム」を活性化させる生き方, 講談社, 2008.
9. 近藤堯 : 野草酵素健康法 効果的に酵素を取り入れ, 生活習慣病. 生活環境病を克服する, 史輝出版, 2002.
10. N.ウォーカー : 酵素を攝れば,元氣な身體がよみがえる, 德間書店.
11. 酵素, 東海大學出版會, 2001.
12. 鶴見隆史 : 酵素が體の疲れをとる! 痛みとコリの悩みを解決するのは,酵素力, 青春出版社, 2009.
13. 鶴見隆史 : 長生きの決め手は「酵素」にあった いま世界が注目! 健康を左右する酵素のことが,よくわかる本, 河出書房新社, 2007.
14. 鶴見隆史, 村井りんご / レシピ : 病氣にならない「酵素食」レシピ, 青春出版社, 2009.
15. A.G.MARANGONI : 효소반응속도론, 월드사이언스, 2005.

16. 에드워드하웰 : 효소영양학개론, 한림원, 2008.
17. 제임스D.왓슨, 앤드류베리 : DNA 생명의 비밀, 까치글방, 2010.
18. Newton HIGHLIGHT 인체를 지배하는 메커니즘, (주)뉴턴코리아, 2010.
19. Newton HIGHLIGHT 몸과질병, (주)뉴턴코리아, 2010.
20. www. newtonkorea.co.kr
21. 김동하 : 보완대체의학개론, 한올출판사.
22. 한국미네랄바이오 : 그린효소CM-120.
23. 가루베이사오, 고토마사오 : 꿈의효소, 도서출판 아카데미서적, 2008.
24. 쓰루미 다카후미 : 효소가 생명을 좌우한다, 배문사.
25. 아보도우루 : 면역학입문, 아이프렌드.
26. 한국생리학교수협의회 : 생리학, 정담미디어.
27. 이시하라 유미 : 혈류가 좋으면 왜 건강해지는가, 삼호미디어, 2011.
28. 김종배 : 신비한 인체 창조섭리, 제네시스21, 2006.
29. 박경호 : 내몸안의 독 생활습관으로 해독하기, 길벗.
30. 박국문 : 효소음료 건강법, 2007.
31. '분자 세포(Molecular Cell)'
32. 이쿠타사토시 : 게놈시대를 위한 유전자와 DNA의 최첨단, 월드사이언스, 2000
33. 김희철 : 현대인은 효소를 밥처럼 먹어야 한다, 소금나무, 2009.
34. 신현재 : 엔자임 효소와 건강, 이채, 2005.
35. 박화진 : 혈액효소의 임상 진단학, 인제대학교출판부, 2008.
36. 박인국 : RNA효소의 촉매작용, 동국대학교출판부.
37. Fundamentals of enzymology (1981), ed. by N.C. Price & L. Stevens, Chap.2 Oxford Press.
38. Protein purification: principles and practice (1994), 3rd ed. by Robert K. Scope, Chap.3
39. Biochemistry textbook, enzyme kinetics
40. Biochemical calculations (1975), 2nd ed. by Irwin H. Segel, Chap.5

저자약력

김 동 하

- 한의학박사
- 보건학박사
- 국제효소해독학회 정회원
- 국제보완대체의학인증협회 부회장
- GL생명의학연구소 선임연구원
- 명인통합의학 면역건강증진센터장

신비로운 인체, 건강의 답은 효소에 있다.

2012년 4월 10일 초판1쇄 발행
2013년 4월 10일 수정1쇄 발행

지은이 김 동 하
삽 화 문 보 영
펴낸이 임 순 재
펴낸곳 **한올출판사**

등록 제11-403호
121-849
주 소 서울시 마포구 성산동 133-3 한올빌딩 3층
전 화 (02)376-4298(대표)
팩 스 (02)302-8073
홈페이지 www.hanol.co.kr
e-메 일 hanol@hanol.co.kr
정 가 11,000원

- ISBN 978-89-94948-66-9